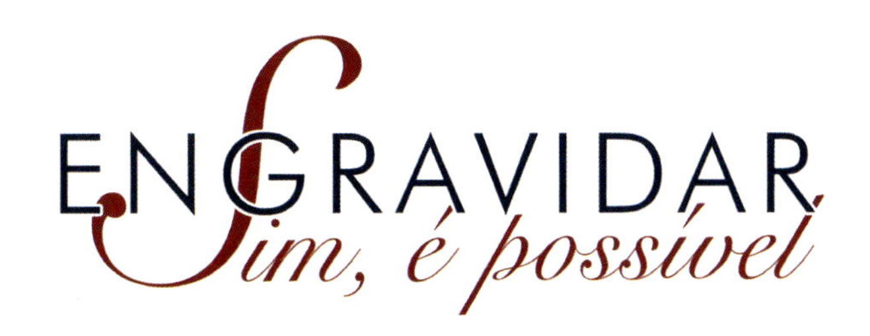
ENGRAVIDAR
Sim, é possível

Os dados apresentados neste livro possuem caráter meramente informativo. As técnicas e os procedimentos aqui contidos não substituem o tratamento médico convencional. Qualquer decisão de utilizar as práticas aqui apontadas é de inteira responsabilidade do leitor.

DR. JOSÉ BENTO DE SOUZA

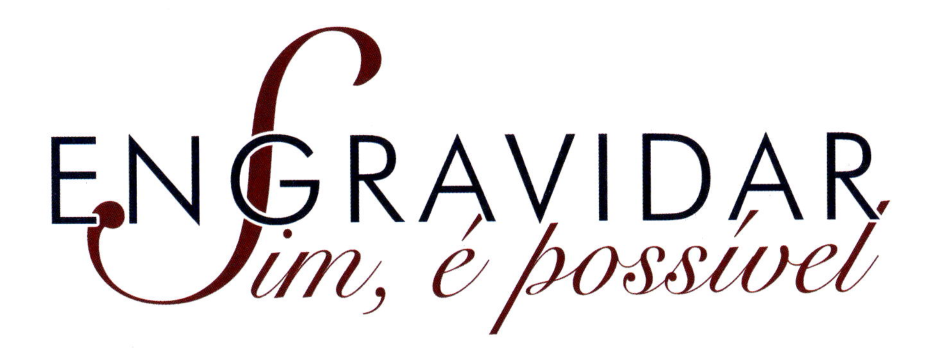

OS NOVOS RECURSOS E AS TÉCNICAS DE REPRODUÇÃO ASSISTIDA

São Paulo
2010

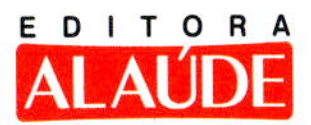

1ª edição em abril de 2010 – Impresso no Brasil

Diretor-geral: Antonio Cestaro
Gerente editorial: Alessandra J. Gelman Ruiz
Editora executiva: Ibraíma Dafonte Tavares
Editor de arte: Walter Cesar Godoy
Editor-assistente de arte: Rodrigo Azevedo Frazão

Revisão: Beatriz Chaves
Fotos da capa: Fernanda Sá (www.fernandasa.com.br)
Foto do autor: Foto & Foto

Impressão e acabamento: Ipsis Gráfica e Editora S/A

Dados Internacionais de Catalogação na Publicação (CIP)
(Câmara Brasileira do Livro, SP, Brasil)

Bento, José
Engravidar : sim, é possível / José Bento. - São Paulo : Alaúde Editorial, 2010.

1. Casais - Relações interpessoais 2. Fertilidade feminina 3. Fertilidade masculina 4. Gravidez - Obras de divulgação 5. Infertilidade feminina 6. Infertilidade masculina 7. Reprodução humana assistida I. Título.

CDD-618.2
10-00349 NLM-WQ 200

Índices para catálogo sistemático:

1. Gravidez : Obstetrícia : Medicina 618.2

ISBN 978-85-7881-032-0

Alaúde Editorial Ltda.
Rua Hildebrando Thomaz de Carvalho, 60
CEP 04012-120 – São Paulo – SP – Brasil
Tel.: (11) 5572-9474 / 5579-6757
www.alaude.com.br
alaude@alaude.com.br

Agradecimentos

Agradecemos a Adriana Reis, Alessandra Ladeira, Ana Paula Bichara, Catia Herrera, Cecilia Ebide, Denise Yeno, Livia Aquino, Luciana Cerqueira, Luciane Campos, Magda Sá, Maria Fernanda Torrezani, Michelly Bacelar, Shoraya Carneiro e Silvia Zimbres, mulheres no esplendor de sua feminilidade, cujos belos e férteis ventres ilustram – pela lente sensível e competente da fotógrafa Fernanda Sá – a capa desta obra.

Sumário

Introdução 8

Capítulo 1 – Em busca da gravidez...10

Capítulo 2 – A sintonia sexual do casal..16

Capítulo 3 – Problemas reprodutivos do homem 26

Capítulo 4 – Problemas reprodutivos da mulher 36

Capítulo 5 – A questão da idade na gravidez...............................68

Capítulo 6 – Estresse e fertilidade 78

Capítulo 7 – A interferência dos hábitos alimentares e comportamentais na fertilidade 84

Capítulo 8 – Infertilidade sem causa aparente............................104

Capítulo 9 – As técnicas de reprodução assistida 108

Capítulo 10 – Parabéns, o casal está grávido! 122

Referências bibliográficas 126

Introdução

Quando um casal resolve ficar junto e formar uma família, a primeira coisa em que pensa é em ter um filho: um bebezinho concebido com amor, tranquilidade e prazer, que carregue nele os genes dos pais, misturando e expressando em si a fusão de dois seres que se conectaram, que se amaram e que desejam reproduzir e perpetuar tudo isso pela vida na figura do filho.

Porém, para muitos casais, a realização do sonho de ter um filho nem sempre é fácil. Enquanto alguns fazem de tudo para evitar uma gravidez, outros fazem de tudo para engravidar, mas não têm sucesso. Em meu consultório, depois do tratamento pré-natal, ou seja, do acompanhamento de gestantes, o maior motivo de procura por consultas é exatamente este: engravidar. Observo homens e mulheres chegarem todos os dias em minha clínica com o desejo de serem pais e mães, e com grande dificuldade de conseguir isso.

Por isso, resolvi escrever este livro. Nestas páginas, resumo tudo o que pode ser dito a esses casais desejosos de terem seu tão sonhado filho, segundo nosso conhecimento médico atual. E a notícia é boa: hoje a medicina está avançada, e são inúmeras as ações que podem ser tomadas no sentido de obter a almejada gravidez. Desde atitudes simples – como aumentar a frequência de relações sexuais – até as avançadas técnicas de reprodução assistida, há muito que pode ser feito para que o "casal engravide".

O caminho até a gravidez, sejamos claros, muitas vezes pode ser longo, árduo, exigir empenho, paciência, energia, persistência, investimentos e muita tolerância e compreensão com o cônjuge, com o médico e com a medicina, mas posso garantir que tudo vale a pena quando o que está em jogo é trazer um filho à vida.

Atualmente, dispomos de muitos recursos, muito conhecimento e muita experiência para transformar em realidade o sonho de muitos de engravidar. Portanto, convido você a percorrer junto comigo as páginas a seguir, para que tudo a respeito do assunto possa ser esclarecido, para que as atitudes certas possam ser tomadas, e para que tudo isso, no final, resulte na felicidade dos pais de carregar um lindo e saudável filho nos braços.

Pense positivo: sim, é possível.

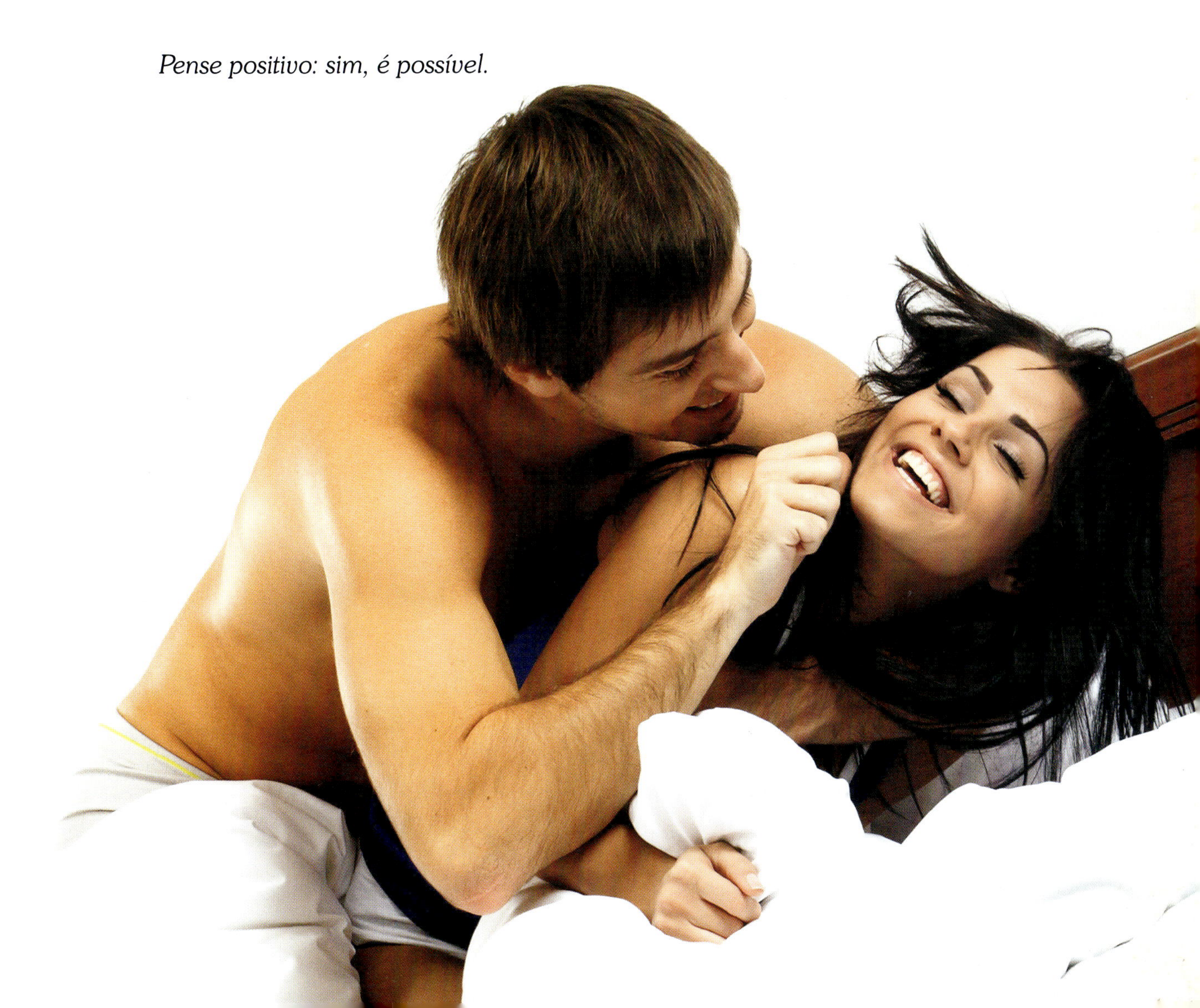

Capítulo 1

Em busca da gravidez

É no momento em que tenta uma gravidez que o casal começa a notar como está sua fertilidade. Até então, a grande ocupação são mesmo os métodos de contracepção, e raras são as vezes em que as pessoas verificam, antes disso, se são de fato férteis.

A via natural para uma gravidez, como se sabe, são as relações sexuais. O casal que quer ter filhos naturalmente deve intensificar a frequência de suas relações sexuais no período da ovulação da mulher, que ocorre todos os meses, para tentar uma gravidez. Depois de alguns meses de tentativas sem sucesso, é comum que o casal comece a frustrar-se, considerando a possibilidade de ter dificuldades para engravidar. Mas não são algumas poucas tentativas sem sucesso que configuram a infertilidade. Segundo a Organização Mundial da Saúde (OMS), um casal é considerado infértil quando não consegue conceber num período de 12 a 18 meses mantendo relações sexuais frequentes sem o uso de métodos anticoncepcionais.

Portanto, tentar a gravidez por até um ano ou um ano e meio até obter sucesso é perfeitamente normal. Para se ter uma ideia, a chance de um casal saudável conceber por meios naturais, mantendo relações sexuais no dia fértil da mulher, é de 20 por cento ao mês. Continuando com as estatísticas, as pesquisas mostram que um em cada cinco casais brasileiros em idade reprodutiva que tenta conceber tem dificuldades para gerar filhos, ou seja, a infertilidade afeta, em média, 20 por cento dos casais. Mesmo com essa alta incidência, as pessoas raramente estão bem informadas sobre a relação entre seu comportamento e sua saúde reprodutiva.

Infertilidade e esterilidade

Dificuldade de conceber, entretanto, não significa incapacidade de gerar filhos. Embora as palavras sejam muitas vezes empregadas como sinônimos, esterilidade é diferente de infertilidade. A infertilidade se caracteriza pela redução da capacidade de conceber, e a esterilidade fica configurada quando não existe mais chance de gravidez. A maioria dos casais que não tem filhos e enfrenta dificuldades para engravidar é considerada infértil (ou subfértil), e não estéril. Os casais considerados estéreis são aqueles que têm fertilidade zero, e isso ocorre quando um ou ambos os parceiros são estéreis.

A infertilidade é considerada primária quando o indivíduo ou o casal nunca teve gravidez anterior, e secundária quando já ocorreu gravidez e o casal não consegue repeti-la. Os casais inférteis ou subférteis podem recorrer a tratamento médico para corrigir alguma possível deficiência física ou fisiológica que esteja impedindo a concepção. Pelo menos metade do contingente dos casais inférteis acaba recorrendo a tratamentos com técnicas mais avançadas, chamadas de reprodução assistida. Com a reprodução assistida, a taxa de gravidez pode chegar a 55 por cento por tentativa em mulheres de até 35 anos (contra os 20 por cento que acontecem naturalmente com casais férteis).

As técnicas de reprodução assistida, portanto, são utilizadas pelos médicos para maximizar as chances de o casal ter filhos. Com a ajuda de tratamentos modernos, que muito evoluíram nos últimos anos, muitos casais antes inférteis conseguem realizar o sonho de formar uma família. As perspectivas para um futuro próximo são ainda melhores. Nem sempre a infertilidade pode ser vencida, mas a tomada de alguns cuidados pode levar não só a uma melhora da fertilidade, como também a um bem-estar geral das pessoas.

As causas da infertilidade

A infertilidade caracteriza-se por uma alteração do sistema reprodutivo do homem ou da mulher, ou de ambos, que compromete a função básica do corpo humano de gerar filhos. É importante salientar que a infertilidade deve ser considerada como um problema do casal. Ao contrário do que se acreditava no passado, a infertilidade não advém de problemas exclusivos da mulher. Os fatores que causam a infertilidade podem estar presentes tanto no homem quanto na mulher, ou nos dois. Aproximadamente 30 por cento das causas da baixa fertilidade estão relacionadas a fatores femininos e 30 por cento a fatores masculinos. Em 30 por cento dos casos, ambos os fatores estão presentes, e em 10 por cento a infertilidade deve-se a causas indeterminadas.

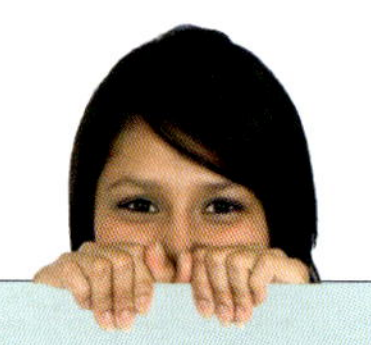

Principais causas da infertilidade feminina

- Distúrbios hormonais que impedem ou dificultam a ovulação
- Síndrome de ovários policísticos
- Problemas nas tubas uterinas, ou trompas, provocados por infecções
- Cirurgias
- Endometriose
- Ligadura anterior das trompas
- Características de muco cervical que impedem a passagem dos espermatozoides

Dentre as causas da infertilidade masculina estão a diminuição do número de espermatozoides, pouca mobilidade dos espermatozoides, espermatozoides anormais, ausência da produção de espermatozoides, vasectomia anterior e dificuldades na relação sexual. Das causas da infertilidade feminina podemos citar distúrbios hormonais que impedem ou dificultam o crescimento e a liberação do óvulo (ovulação), síndrome dos ovários policísticos, problemas nas tubas uterinas ou trompas, provocados por infecções, cirurgias, endometriose, ligadura anterior das trompas e características de muco cervical que impedem a passagem dos espermatozoides.

Para que uma gravidez aconteça, é necessário o funcionamento adequado dos sistemas reprodutores feminino e masculino. A função desses sistemas é produzir os gametas (óvulos e espermatozoides) e os hormônios necessários para a reprodução, bem como o ambiente ideal para o desenvolvimento do embrião, que se transformará no feto e no futuro bebê.

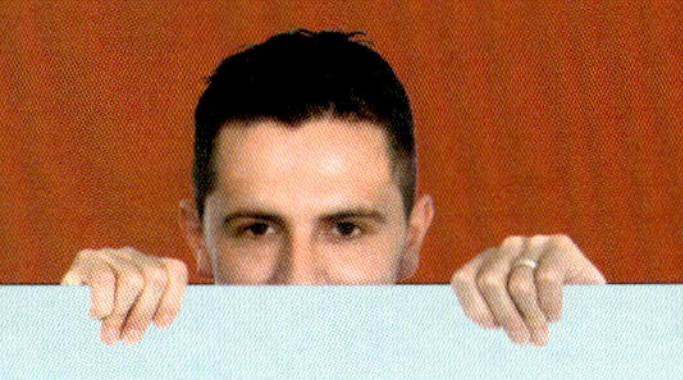

Principais causas da infertilidade masculina

- Diminuição do número de espermatozoides
- Pouca mobilidade dos espermatozoides
- Espermatozoides anormais
- Ausência da produção de espermatozoides
- Vasectomia anterior
- Dificuldades na relação sexual

Lidando com a infertilidade

O homem e a mulher geralmente reagem de maneira diferente à questão da infertilidade, independentemente da causa. Um homem pode estar otimista, enquanto sua companheira está sem muita esperança. É comum também um parceiro culpar o outro, especialmente quando apenas um é infértil. Quando um casal tenta a gravidez, as mulheres ficam muito atentas à menstruação, e isso pode fazer com que todo início de ciclo menstrual seja emocionalmente traumático, já que indica uma gravidez que não veio, apesar de toda a expectativa. Já os homens costumam sofrer calados com o impacto da infertilidade, porque não estão acostumados a dividir esse tipo de preocupação.

Lidar com a infertilidade implica em tomar algumas decisões, como escolher entre as diferentes opções de tratamentos hoje disponíveis. Ao se confrontar com vários dilemas, o casal vai precisar de energia física e mental, assim como de estratégias para separar fatos e sentimentos. Em geral, o que se quer é ter um filho biologicamente relacionado ao casal, mas é possível, em consequência da questão da infertilidade ou da esterilidade, que para um dos parceiros esse objetivo seja inatingível. O casal deve analisar seus mais profundos sentimentos sobre família, parentes e filhos. Pode ser que venha a reavaliar os planos iniciais a fim de formar a família que deseja.

Analisando as opções e seus objetivos, o casal perceberá que existem quatro alternativas possíveis, dependendo das causas e da possibilidade de tratar o problema de infertilidade. São elas:

- Ter um filho biológico iniciando um tratamento.
- Ter um filho biologicamente relacionado só com o pai ou só com a mãe, por meio de doação de sêmen ou de óvulos de terceiros.
- Decidir-se pela adoção.
- Decidir-se por não ter filhos.

Para alguns casais, ter um filho biológico ou decidir-se por não ter filhos são as únicas opções. Para outros, adotar ou ter um filho relacionado com um dos progenitores são alternativas mais razoáveis que a ideia de não ter filhos. Alguns fazem sucessivas tentativas até alcançar a idade máxima para adotar uma criança, e então mudam de ideia. É importante lembrar que a fertilidade da mulher diminui com o tempo, reduzindo as chances de o tratamento ser bem-sucedido. Portanto, é conveniente considerar todas as opções enquanto se está sob tratamento.

A adoção é uma opção a ser considerada por quem quer constituir família. As entidades de adoção possuem regras específicas para definir quem pode adotar uma criança. Alguns países dão preferência a casais com mais idade. Ajudar uma criança que vive num orfanato também pode ser uma alternativa, inclusive recomendada para pessoas interessadas em adotar realmente uma criança. Os casais também devem considerar a ideia de viver sem filhos antes de se decidir pelo tratamento da infertilidade. Muitos conseguem aliviar a falta com outras formas de crescimento pessoal, como uma nova carreira, um *hobby* ou mesmo um animal doméstico.

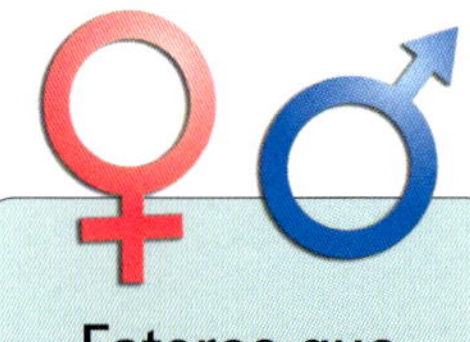

Fatores que interferem na fertilidade do casal

- Sintonia sexual do casal
- Problemas reprodutivos do homem
- Problemas reprodutivos da mulher
- Idade
- Estresse
- Hábitos alimentares e comportamentais
- Infertilidade sem causa aparente

A hora certa de procurar um especialista

Para saber onde está o problema relacionado à fertilidade, o homem e a mulher devem procurar ajuda médica para realizar exames investigativos das suas causas, prescritos por profissionais especialistas em reprodução humana. Depois de identificadas as causas, o médico que assiste o casal propõe um plano de tratamento. De maneira geral, é adequado fazer uma consulta com um médico especializado em infertilidade após 12 meses de tentativas de engravidar. Existem casos em que se pode aguardar um pouco mais, mas existem outros em que o tratamento especializado com técnicas de reprodução assistida é a única solução.

Cerca de dez milhões de casais brasileiros têm dificuldades de conceber, mas a boa notícia é que a gravidez é possível para a grande maioria dos casais que buscam tratamento. Com muito sucesso, os médicos conseguem determinar exatamente quais são os fatores que reduzem a fertilidade para corrigi-los. Quando o casal começa a explorar as opções médicas para diagnóstico e tratamento, verifica que avanços recentes no tratamento da infertilidade, como o surgimento de novos medicamentos, as microcirurgias e as técnicas de reprodução assistida, oferecem uma enorme esperança de sucesso. De maneira geral, os fatores que interferem na fertilidade do casal são sua sintonia sexual, problemas reprodutivos do homem, problemas reprodutivos da mulher, idade, estresse, hábitos alimentares e comportamentais e infertilidade sem causa aparente

A seguir, discutiremos cada um desses fatores e sua relevância para a infertilidade, bem como as providências para eliminar ou minimizar cada um deles, para que o casal possa conseguir a almejada fertilidade e gravidez.

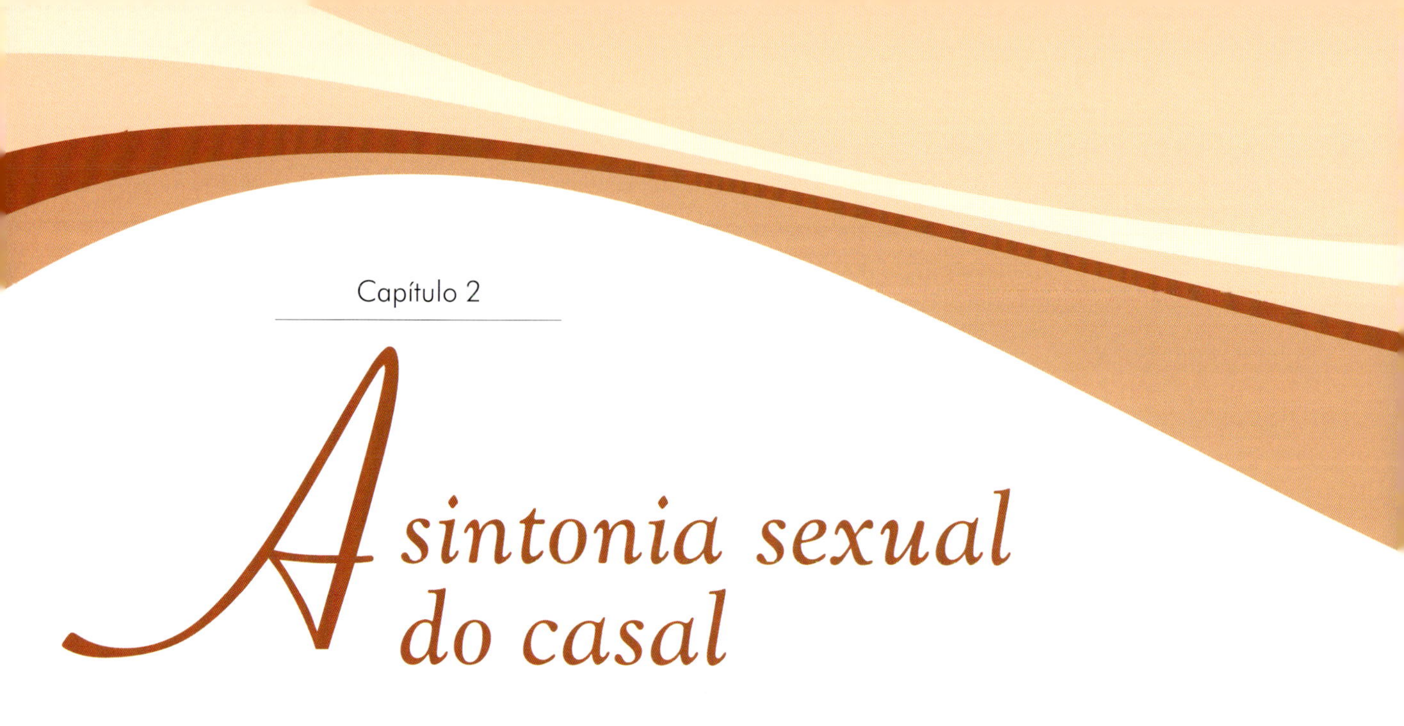

Capítulo 2

A sintonia sexual do casal

A atividade sexual do casal é o cerne de toda a questão quando se fala de infertilidade, e por isso dedico aqui um capítulo especial ao assunto. Muitos casais conseguem a gravidez simplesmente aumentando a frequência de sua atividade sexual. E não é necessário muito: basta entrar em uma normalidade de frequência de relações sexuais sem estresse, para que o sexo possa ser aquilo a que também se destina, ou seja, uma fonte de prazer e uma demonstração de carinho entre duas pessoas que se amam.

O que acontece é que muitos casais, mesmo em seus primeiros anos juntos, têm poucas relações sexuais, ou seja, menos de três vezes por semana, deixando de tentar em dias mais propícios a uma gravidez. Muitas vezes, ter sexo em horários planejados pode reduzir a espontaneidade, e talvez ele comece a parecer mais uma obrigação que um prazer. Porém, a expectativa pela prática sexual também pode ser muito boa. Namorar, voltar a ter tempo para usufruir da intimidade sem a pressão de engravidar, e aproveitar oportunidades de relacionar-se, por exemplo oferecendo uma massagem ou promovendo um jantar romântico, pode ajudar a nutrir o relacionamento a dois. O casal deve tentar fazer com que intimidade, carinho e diversão sejam a prioridade em sua vida.

Dias propícios

Um casal é fértil somente seis dias por mês, e é muito fértil em menos dias ainda. Se isso não funciona adequadamente quando se tenta evitar uma gravidez, é importante para quem quer engravidar.

Para aproveitar ao máximo os dias mais propícios para engravidar, é importante observar sinais corporais da data mais fértil durante o ciclo menstrual, como a temperatura basal, o muco cervical e os testes de hormônios na urina (veja mais a seguir). Pesquisas recentes mostram que os dias mais férteis de um ciclo de 28 a 30 dias estão entre o 12º e o 15º dias, lembrando que o primeiro dia do ciclo é o primeiro dia da menstruação. Um estudo divulgado pela American Society for Reproductive Medicine mostra que a probabilidade de engravidar aumenta nos dias anteriores à ovulação, considerado o 14º dia do ciclo. Esse mesmo estudo também mostra que mulheres que têm relações sexuais diárias ou a cada dois dias nos dias que antecedem a menstruação têm uma probabilidade maior de engravidar do que se tiverem apenas uma relação na época fértil.

A observação do muco cervical na data da ovulação pode também aumentar as chances de gravidez. O surgimento de um muco claro e cristalino que sai pela vagina indica a época da ovulação e é um bom sinal de fertilidade.

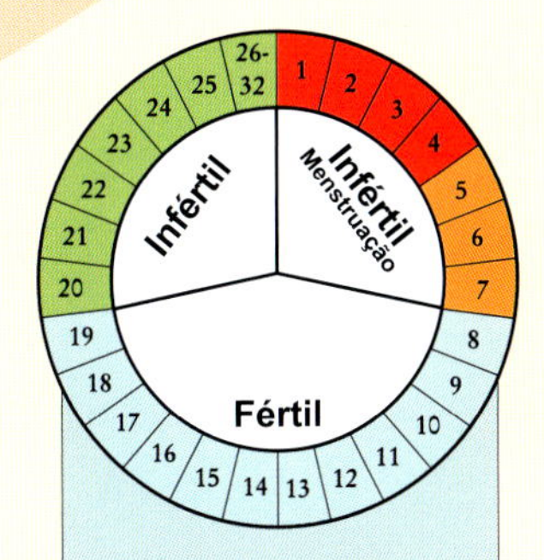

O uso da "tabelinha"

Um estudo divulgado pela American Society for Reproductive Medicine mostra que a probabilidade de engravidar aumenta nos dias anteriores à ovulação, que, via de regra, ocorre na metade do ciclo menstrual. Esse mesmo estudo mostra que ter relações sexuais diárias ou a cada dois dias nos dias que antecedem a ovulação é mais eficiente para engravidar do que se houver apenas uma relação no dia fértil. É importante anotar, durante alguns meses, o dia do início do ciclo menstrual, para procurar saber o dia mais provável da ovulação e tentar a gravidez nos dias mais favoráveis, conforme o estudo.

O ritmo sexual do casal

O excesso de intimidade e a convivência por muitos anos com a mesma pessoa podem matar o sexo? Por que a vida sexual muda com o passar do tempo? Por que tantos casais se separam? Como se manter fiel num mundo em que há tantas opções? O velho e fatalista dito popular afirma: "Sexo é bom, até que as pessoas se casem". Leia-se aqui casamento como união estável, pessoas que moram juntas, sem necessidade de "papel passado".

Passar a conviver com alguém diuturnamente requer negociação e ajustes. É muito diferente de se encontrar só para namorar e fazer sexo. Nos encontros, procura-se estar despreocupado, cuidadosamente "produzido" e disposto para a intimidade. Já na vida em comum, muitos outros momentos, mesmo os desagradáveis, passam a ser divididos o tempo todo. E não há um filtro dessa ou daquela situação: ou se vive sob o mesmo teto e se compartilha tudo, ou não se vive.

Casamento é muito mais que sexo. Ele envolve a administração da convivência diária, das tarefas rotineiras do dia a dia, do confronto de opiniões, de gerenciar a casa, a criação dos filhos, a empregada, o emprego, e muito, muito mais tarefas e obrigações. Por isso, estar disposto no final da noite para uma relação sexual maravilhosa, depois de um dia cheio, é uma arte.

No namoro, o sexo pode ocorrer livremente, a qualquer hora e em qualquer lugar. Os pares se preparam, se perfumam, passam o dia na expectativa de encontrar um ao outro. O casamento impõe que qualquer episódio da vida seja vivido às claras. Um está diante do outro nas mais inusitadas situações. Todo o *glamour* e mistérios daqueles que não se conhecem profundamente vão se quebrando. A magia se desfaz porque, de repente, se percebe que há um ser comum ao lado, que come, dorme, reclama, tem suas preferências e manias, coisas que no namoro não são percebidas ou valorizadas.

Os casados, antes de uma noite de sexo, já discutiram durante o dia as contas a pagar, o cano de água que rompeu, a empregada que faltou. Daí a necessidade de se preparar e abstrair o "doméstico" para ter prazer a dois. Alguns casais conseguem, outros não.

Casamento não é tábua de salvação!

A frase acima pode parecer forte, ainda mais hoje, mas há pessoas que esperam resgatar no casamento tudo o que deu errado em sua vida até então. Obviamente, essa expectativa tão elevada aumenta as chances de frustração. Toda a energia canalizada para a tentativa de que o casamento compense as mazelas da vida, muitas vezes anteriores ao casamento, só atrapalha. Algumas pessoas esperam o amor incondicional para aliviar a sensação de nunca terem sido amadas realmente, não terem sido a preferida pela mãe, pelo pai ou na escola. Enfim, pessoas que precisam acreditar que encontraram alguém que, finalmente, vá fazê-las superar todas as suas angústias e realizar tudo o que não realizou ou não foi.

Esse equívoco é explicado pela paixão, que induz à falsa impressão de que o outro é capaz de preencher todos os espaços e buracos internos que carregamos. Sob o estado da paixão, o mundo em volta desaparece, mas esse estado é fugaz e raramente resiste ao impacto de outras demandas do cotidiano. Especialmente para as mulheres, a constatação de que não existe mágica que perdure traz muita frustração. Para o homem, a impressão de que perdeu a liberdade e que agora é julgado a todo momento é o que mais incomoda.

Então, não há solução? Sim, há. Ela está na disposição e no talento das pessoas de encarar e resolver situações conflitantes, antes mesmo do casamento. Antigamente, o marido não era escolhido pela moça, mas era trazido pela família dela, e o entendimento entre o casal só poderia (ou não) ocorrer a partir do casamento. Hoje, as pessoas são livres para escolher seus pares e expor suas opiniões durante o namoro. Ótima condição para antecipar os entendimentos.

Por que contemporizar até o casamento para expor questões conflituosas? Uma vez casados, nenhuma mágica vai dissolver as diferenças. Ao contrário, novas situações irão impor-se. Então, quanto antes se encarar e construir uma relação franca, mais saudável será o relacionamento. Quando se fala em sexualidade no casamento, esbarra-se em questões comportamentais. Afinal, trata-se da convivência diária de duas pessoas diferentes, que vieram de famílias, modos de vida e pareceres diferenciados e que, de uma hora para outra, vão construir uma nova história, uma nova relação.

É recomendável que o casal procure estar em sintonia, atualizando um ao outro sobre o que está acontecendo, o que lhes agrada ou não, como se sentem. Não é suficiente passar por cima de si próprio para não magoar, não constranger, achando que "depois as coisas se resolvem", ou deixando a situação ficar por um fio e aí desabafar com agressividade. O conhecimento se faz passo a passo, e é mais difícil, depois que formamos nossa imagem, conseguir modificá-la. O ideal é ser natural e honesto o máximo que conseguirmos.

Deparo com casais que só conseguem dizer que a forma de "transar" não lhes agrada após muitos anos. Por que não dizer isso antes que seja inútil falar? Vale destacar: não há mágica nenhuma depois do casamento que conserte o que não está dando certo. Convivência é sinônimo de construção, organização, diálogo e disposição para o entendimento. E uma boa vida sexual depende de uma boa convivência.

Homens e mulheres se expressam de maneiras diferentes

O interesse sexual do homem e o da mulher são diferentes. O hormônio da mulher agrega. Por isso, ela pode não ter muita objetividade de escolha, mas tem amplitude, consegue distribuir o afeto. Já o homem é muito objetivo, certeiro, tende a ir diretamente ao ponto.

Se a mulher, no cotidiano, consegue se vincular a várias atividades simultaneamente, na relação a dois ela reage da mesma forma. O homem é genital por excelência. O sexo, para ele, é pene-

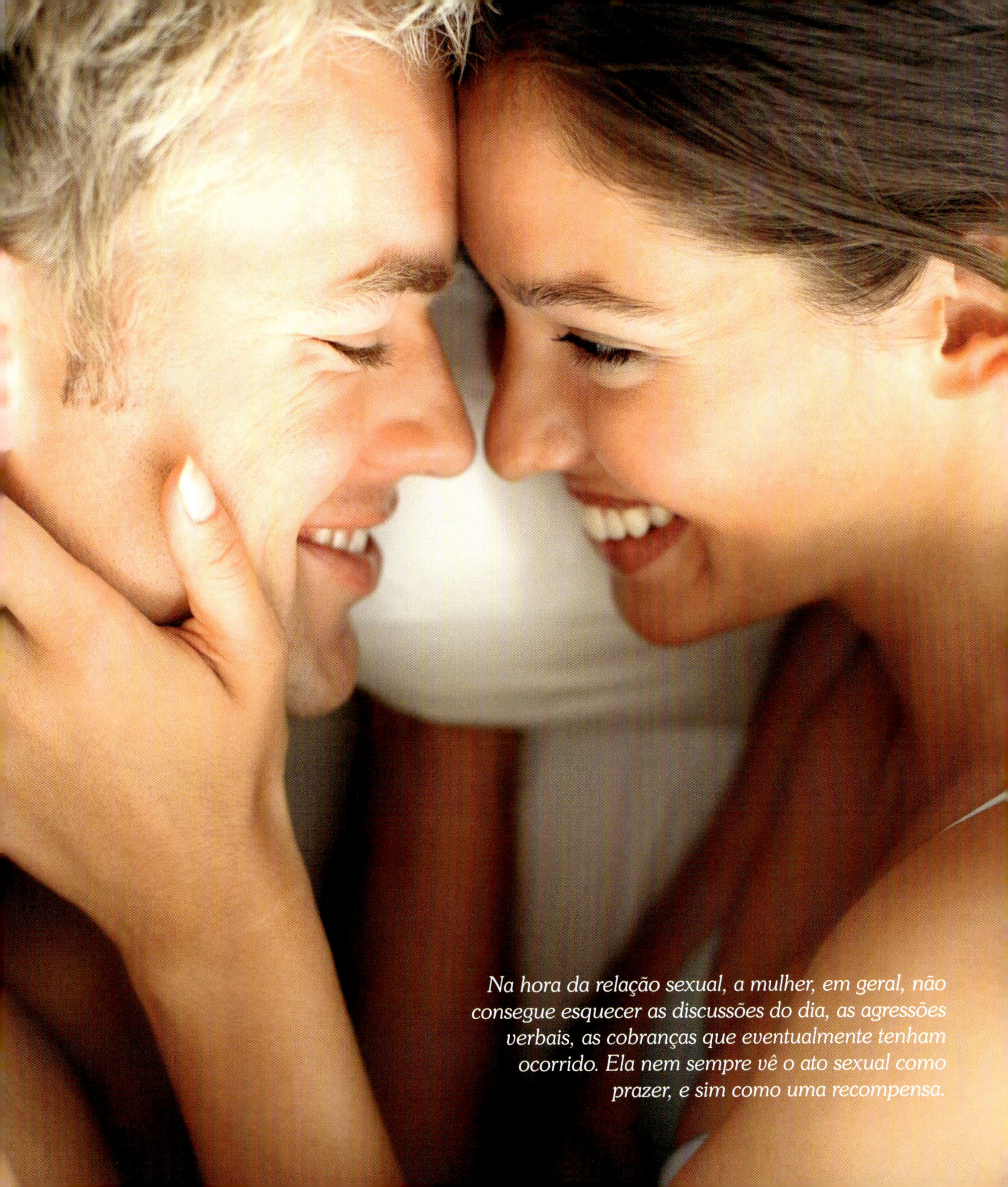

Na hora da relação sexual, a mulher, em geral, não consegue esquecer as discussões do dia, as agressões verbais, as cobranças que eventualmente tenham ocorrido. Ela nem sempre vê o ato sexual como prazer, e sim como uma recompensa.

tração. Já a mulher gosta de preparar o encontro no dia a dia. Não estou falando das preliminares. A mulher presentifica a sensualidade o tempo todo, independentemente do ato sexual. Se não encontra ressonância para essa situação, ela vai se decepcionando e se fechando sexualmente.

A mulher, em geral, na hora da relação sexual, não consegue esquecer as discussões do dia, as agressões verbais, as cobranças que eventualmente tenham ocorrido. E isso é estatístico, em diversas pesquisas essas queixas são apontadas. Ela nem sempre vê o ato sexual como prazer, e sim como uma recompensa, tanto que, geralmente, verbaliza: "Passei o dia inteiro sentindo a distância dele e tenho de estar disponível para o sexo na hora em que ele quer?".

Muitas mulheres relatam que, nessa situação, sentem-se abusadas, exploradas. Frequentemente, associam carinho e presença com sexo. Para elas, uma coisa leva à outra, e os momentos de cumplicidade devem preceder o sexo: "Você se preocupa comigo, demonstra que me quer bem e eu me abro para você". A falta de desejo advém, muitas vezes, da pouca disponibilidade do homem para estar com ela fora da cama. A mulher precisa se permitir ter prazer e não se conformar com a ideia de que cabe a ela dar mais, ou de que o sexo é um sacrifício em nome da boa convivência.

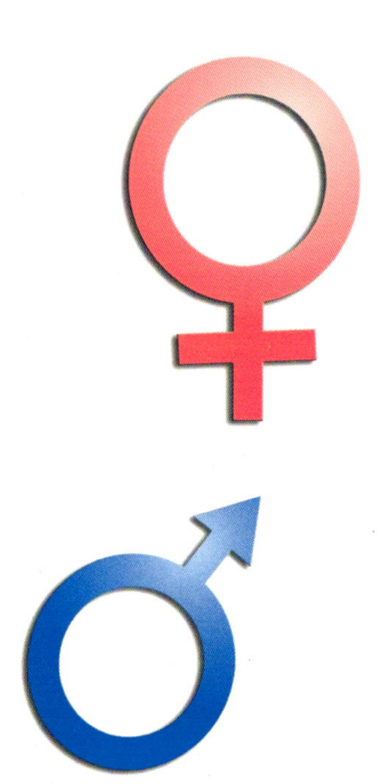

Talvez isso aconteça porque a discussão sobre o prazer sexual feminino tenha começado muito recentemente e ainda não haja um padrão. A fêmea no cio atrai o macho para a reprodução, a perpetuação da espécie. Mas a mulher é um ser racional, quer relação sexual também porque quer, porque escolheu "transar". Se já consegue atrair o homem para dividir as funções domésticas, por que não compartilhar com ele o prazer, multiplicar o prazer? Por que não ter a seu favor a possibilidade de apreciar o ato sexual, já que ele é restaurador? É uma questão de se permitir mudar o ponto de vista. O que falta, muitas vezes, é abrir a cabeça. Para isso, é fundamental que a mulher se conheça melhor, se autoestimule, se toque, se dê o direito ao prazer.

E os homens, como se sentem? Os homens acham a conversa da mulher pouco objetiva, cheia de atalhos, um assunto leva a outro...

E não conseguem entender aonde ela quer chegar. Os homens relatam que as mulheres estão menos disponíveis para a relação sexual, estão sempre cansadas, com questões do relacionamento pendentes, e usam a cama para tratar dessas questões. Eles consideram que a cama é lugar de proximidade física e que a intimidade e o sexo podem resolver ressentimentos. Muitos dizem: "Na época do namoro, eu tinha uma princesa ao meu lado. Agora tenho uma bruxa, que só reclama e me coloca como réu, como se eu fosse o culpado de todo o mal que acontece a ela". Na verdade, esses homens, quando meninos, foram "paparicados" por suas mães. As mulheres armam essa cilada: mimam ao extremo os filhos homens e, como maridos, querem homens maduros, carinhosos e que mimem as mulheres.

Mas é sempre assim? Como será o futuro? Atualmente, os casais estão se unindo cada vez mais tarde, quando já estão mais maduros e resolvidos profissionalmente. Com isso, a maternidade também é adiada. Os casais estão passando a viver mais tempo sem filhos. Talvez o panorama mude. Talvez estejamos entrando numa fase em que a mulher se permita mais tempo para si e para seu prazer, inclusive sexual.

Estresse e casamento

Estresse e vida sexual em um casamento são coisas muito presentes para um casal. A vida sexual de um casal, muitas vezes, lembra uma corrida com obstáculos e não um balé sensual, como deveria ser. E o sexo? Não acontece mais a qualquer hora e em qualquer lugar! E o desejo? Haja esforço e uma paciência "tântrica" para mantê-lo aceso diante de todas as ocupações (fora as noites sem dormir, preocupados). Para tudo dar certo, é preciso planejamento, criar rituais, dedicar um tempo só para o casal, um jantar semanal, um final de semana a sós, 15 minutinhos de conversa (gostosa e sem falar de trabalho ou família!) antes de dormir.

Vale lembrar que, apesar do cansaço, jogar-se em frente à televisão todas as noites é muito antierótico. Falta de sexo, baixa qualidade de vida, desentendimentos e separações andam sempre juntos. Cuidado! Pesquisas mostram que cerca de 20 por cento dos casais terminam "abrindo mão" de uma vida sexual satisfatória e apresentam como principais causas para esta desistência a vaidade feminina (não aceitar as mudanças do corpo), depressão, cansaço, correria e inibição do parceiro.

Dicas para afastar o estresse do sexo

- Tome um banho demorado. Aproveite para tocar a pele e reconhecer o corpo, tomando consciência de si mesmo para fazer a noite valer a pena caso o dia tenha sido muito estressante.
- Use um sabonete bem perfumado, sinta a espuma e o prazer de estar bem cuidado e pronto para partilhar momentos íntimos com alguém.
- Pratique exercícios físicos, mesmo que em casa. Isso libera as endorfinas, que dão a sensação de prazer.
- Abandone definitivamente o vício do cigarro e limite o número de cafezinhos diários (no máximo duas xícaras).
- Procure compreender a essência do ato sexual e, assim, tirar o pecado e a culpa das relações sexuais. Sexo é algo muito natural, e os seres humanos têm direito de praticá-lo.
- Olhe para o espelho e goste de você do jeito que você é e não de uma imagem inatingível. Descubra seus pontos fortes e aprenda a mostrá-los.
- Procure conhecer melhor seu aparelho reprodutor e o do seu parceiro, assim como seus órgãos sexuais e seu corpo de modo geral.
- Procure ficar nas preliminares por algumas noites sem penetração, um masturbando o outro, isso diminui a tensão e aumenta o tesão.
- Tente chegar ao orgasmo pela masturbação. Pode ser uma brincadeira divertida e que serve também para despertar a criatividade do casal.
- Toque o parceiro, massageie seu corpo; isso também diminui a tensão e alivia o estresse.
- Perceba o tempo sexual do outro. Abuse das preliminares, faça jogos eróticos, um sussurro ao pé do ouvido, um bilhetinho com convites sensuais, enfim, use a sua imaginação.
- Sexo é uma boa atividade física: 20 minutos de sexo queimam 200 calorias.

Situações que merecem atenção

Como regra geral, a mulher é aquela que acolhe, e o homem é o que busca. É importante saber que isso não faz com que um seja melhor que o outro. É preciso usar a própria natureza a seu favor. Caso um parceiro esteja em um momento pessoal, profissional ou familiar difícil, é perfeitamente compreensível seu desinteresse pelo sexo. É preciso dar um tempo, ajudar como puder e conseguir e procurar estar atento aos espaços para conversas, brincadeiras, enfim, situações que proporcionem alegria e leveza à relação.

Um estudo finlandês mostrou que os homens estão mais insatisfeitos que as mulheres e mais propensos a vícios e ao sedentarismo. As mulheres (pela própria natureza, mais uma vez) tendem a compartilhar suas angústias com as amigas, buscam mais ajuda profissional, e por isso superam com mais facilidade os problemas cotidianos. Aproveitando esse jeito de ser, talvez a mulher possa tentar aproximar-se mais de seu parceiro, ser sua confidente. Esses momentos podem ser aproveitados para estreitar mais o vínculo entre o casal.

Um dos primeiros sinais de que a relação está precisando de cuidados é a troca de beijos ardentes por "selinhos". Se isso estiver acontecendo, cuidado! Eles podem representar o beijo de despedida. Um casal é formado por dois indivíduos. Portanto, é preciso respeitar a privacidade do companheiro, evitar falar da relação sempre no momento de intimidade sexual, apostar em conversas cotidianas agradáveis, até mesmo para se discutir os descontentamentos. Ficar sempre reclamando acaba com qualquer interesse. Problemas todos os relacionamentos têm. O segredo é não desistir nos primeiros obstáculos, que certamente aparecerão.

Capítulo 3

Problemas reprodutivos do homem

Em cerca de 30 por cento dos casais inférteis, a causa da infertilidade está direta ou indiretamente ligada ao homem, e compreende as várias doenças do sistema reprodutor masculino que alteram a quantidade e a qualidade dos espermatozoides do sêmen ejaculado. A análise dos espermatozoides do sêmen ejaculado é chamada de espermograma. Uma análise do sêmen, portanto, é muito importante. Ao microscópio, determinam-se a quantidade (concentração), a motilidade (movimento) e a morfologia (formato) dos espermatozoides. Esses e outros exames normais são necessários para determinar a saúde reprodutiva do homem.

O funcionamento do sistema reprodutor masculino

Os espermatozoides são produzidos em uma espécie de tubulação que preenche os testículos, composta por túbulos seminíferos, ou seminais, que são revestidos por várias camadas de células. Após um período de três meses, as células da camada mais próxima às paredes dos túbulos, chamadas de precursoras, migram para a cavidade central, também conhecida como lúmen. Durante essa migração, as células precursoras dos espermatozoides sofrem um processo de maturação. Os espermatozoides imaturos próximos à parede dos túbulos seminíferos gradualmente tornam-se alongados conforme se aproximam do lúmen, desenvolvendo o formato típico dos espermatozoides maduros. O núcleo do espermatozoide contém o material genético do homem que irá entrar no óvulo e juntar-se com o material genético da mulher para formar um embrião. A parte do meio do espermatozoide (chamada de peça intermediária) promove a energia necessária para que a cauda se movimente e o espermatozoide siga em frente. Como o período de desenvolvimento é de três meses, os tratamentos voltados para melhorar a produção de espermatozoide não duram menos que isso.

Fora da tubulação, mas ainda ligadas a ela dentro dos testículos, estão as células de Leydig, ou células intersticiais. Elas produzem o hormônio testosterona, que é responsável pelo desenvolvimento das características masculinas, como pelos, músculos, voz grave, estímulo do desejo e potência sexual.

Os espermatozoides maduros do lúmen da tubulação são capazes de nadar até o epidídimo, um longo, estreito e sinuoso tubo ligado a cada testículo. De cada epidídimo parte um ducto mais largo, conhecido como canal deferente. Cada canal deferente transporta os espermatozoides de cada testículo e epidídimo em direção à uretra, um tubo que começa na bexiga e vai até o pênis. Ao lado da bexiga, há um par de bolsas chamadas de vesículas seminais. Cada uma delas se junta ao canal deferente, formando o duto ejaculatório. Os dois dutos se dirigem para a próstata, glândula que canaliza a ejaculação para a uretra. As vesículas seminais contribuem com 90 por cento do volume do sêmen, e a próstata contribui com os 10 por cento restantes. Os espermatozoides são, portanto, apenas uma parte do líquido ejaculado.

A produção de espermatozoides se inicia graças aos hormônios. A hipófise, localizada na base do cérebro, lança os hormônios foliculoestimulante (FSH) e luteinizante (LH). A ação principal do FSH é estimular

O sistema reprodutor masculino

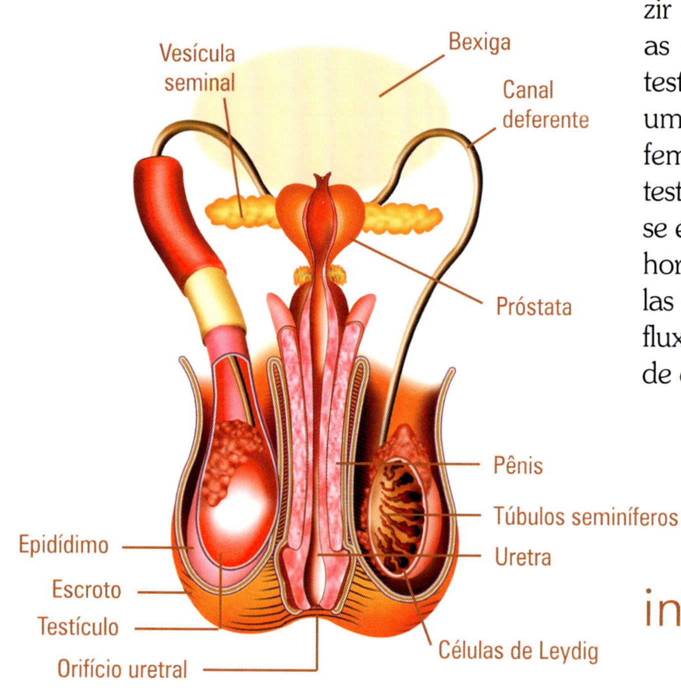

as células dos tubos seminais para produzir espermatozoides, e a do LH é estimular as células intersticiais para que produzam testosterona. Os testículos também liberam uma pequena quantidade do hormônio feminino estrógeno. Conforme os níveis de testosterona no sangue aumentam, a hipófise é "avisada" para lançar menos LH. Outro hormônio, a inibina, que é produzido pelas células dos túbulos seminíferos, baixa o fluxo do FSH e ajuda a regular a produção de espermatozoides.

Causas da infertilidade masculina

Muitos fatores podem causar a infertilidade masculina, mas a maioria deles está ligada à produção de espermatozoides. Um exemplo menos comum entre os homens inférteis é uma doença nos testículos que resulta em azoospermia, a completa ausência de espermatozoides no sêmen. Na maioria das vezes, a doença é desconhecida, mas às vezes pode ser consequência de alguma infecção nos túbulos seminais. Por exemplo, o vírus da caxumba contraído após a puberdade afeta as glândulas salivares chamadas de parótidas; porém, os anticorpos formados por essa infecção podem agir em ambos os testículos e destruir as células que produzem os espermatozoides. Quando os túbulos seminíferos não são severamente danificados, o número de espermatozoides, ou sua motilidade, pode estar alterado, sem que haja qualquer redução na produção de testosterona nem na função sexual.

Deficiências hormonais são causas relativamente raras de número reduzido de espermatozoides. Mas alguns homens que apresentam essas deficiências podem ser auxiliados com a prescrição de remédios. Se o exame de sangue acusa níveis baixos de hormônios da hipófise, alguns medicamentos também podem ser indicados. Infelizmente, para a maioria dos homens com pouca quantidade de espermatozoides no sêmen ou com baixa motilidade, o tratamento com hormônios tem baixos índices de sucesso.

A varicocele, presença de dilatação venosa (varizes) em um ou ambos os testículos, é comum em 15 a 20 por cento dos homens. Essas veias dilatadas não causam desconforto nem problemas mais graves, mas o potencial de fertilidade dos homens com varicocele é cerca de 30 a 50 por cento mais baixo. Uma explicação possível para isso é que a produção de espermatozoides acaba sendo prejudicada pela alta temperatura dos testículos. Obstruir ou remover essas veias pode melhorar a qualidade dos espermatozoides em alguns homens, aumentando as chances de concepção.

Outras doenças podem gerar infertilidade, como uma obstrução no sistema de ductos que bloqueia a passagem dos espermatozoides. Infecções, incluindo as sexualmente transmissíveis, lesões ou cirurgias podem danificar os delicados túbulos do epidídimo ou obstruir o canal deferente. O canal deferente também pode ter sido lesionado numa vasectomia. Se a obstrução for completa nos dois lados, a ejaculação não vai conter espermatozoides, ainda que o canal seminal esteja funcionando normalmente.

Avaliação médica do homem

A análise do sêmen geralmente é o primeiro passo na avaliação da fertilidade masculina. Como é comum as mulheres procurarem o médico primeiro para tratar a infertilidade, a análise do sêmen, às vezes, é feita ainda antes de o homem ser examinado. Muitos homens ficam ansiosos quando têm de coletar uma pequena amostra de sêmen por meio da masturbação. Eles podem fazer a coleta em casa e levar para o consultório no máximo uma hora depois da ejaculação. Durante o transporte, é importante manter o sêmen próximo da temperatura corporal, o que pode ser feito colocando a amostra no bolso da camisa.

Muitos médicos pedem que o homem evite ejacular por um período de dois ou três dias antes de fazer a coleta para o exame, para evitar que o volume diminua. Já depois de sete dias sem ejacular, o sêmen pode conter espermatozoides com baixa motilidade (capacidade de se movimentar). Como o número de espermatozoides pode variar de uma amostra para outra, é comum a solicitação de duas ou três amostras em intervalos de um a três meses.

Uma série de variáveis é analisada. A primeira é a contagem de espermatozoides por mililitro de sêmen. O número normal é de pelo menos 20 milhões por mililitro. É importante lembrar, no entanto, que a contagem de espermatozoides é apenas uma parte da análise, que inclui ainda uma estimativa da motilidade e sua morfologia. Durante a avaliação da motilidade, o espermatozoide é observado ao microscópio. Num espécime normal, geralmente mais da metade dos espermatozoides se movimenta numa determinada progressão. Muitos especialistas acreditam que o movimento natatório ajuda o espermatozoide a passar, no

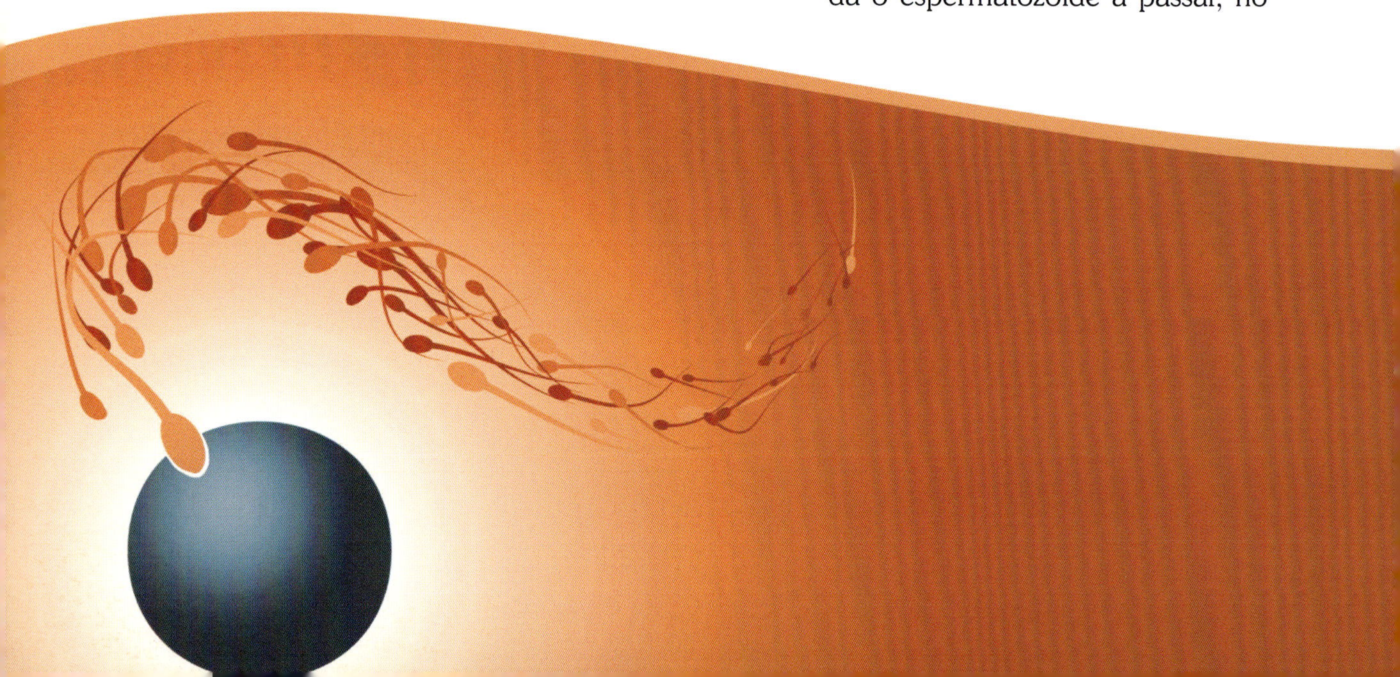

corpo da mulher, pelo canal cervical até o útero e as tubas uterinas, e a motilidade é necessária para que ele penetre o óvulo.

A morfologia é o termo que indica formato. Avalia-se a morfologia do espermatozoide depois de colocar uma gota de sêmen numa lâmina de vidro, que é colorida com corantes especiais. Cerca de metade dos espermatozoides de um sêmen normal tem a cabeça ovalada e a cauda levemente curvada. Todo homem tem algum espermatozoide com formato anormal na ejaculação, e a maioria dos especialistas acredita que esses espermatozoides não têm capacidade de fertilizar um óvulo. A existência de uma grande porcentagem de espermatozoides anormais, no entanto, pode reduzir o número de espermatozoides com potencial para fertilização.

Outros fatores analisados incluem a viscosidade e o volume do sêmen. Quando ejaculado, ele quase imediatamente assume uma consistência de geleia e se liquefaz outra vez depois de 30 ou 40 minutos. Se o sêmen não se liquefaz, os espermatozoides podem ter dificuldades para entrar no canal cervical. Além disso, a viscosidade é examinada depois que a liquefação ocorreu. O volume do fluido normalmente é de

O número normal de espermatozoides no homem é de pelo menos 20 milhões por mililitro de sêmen.

1 a 5 mililitros (há cerca de 5 mililitros em uma colher de chá). Se o volume for baixo, o espermatozoide pode não alcançar o canal cervical. O fluido também deve ser alcalino, para que a acidez da vagina não imobilize o espermatozoide mal protegido. Enquanto analisa a morfologia, o técnico pode descobrir um número grande de células brancas, o que indica alguma inflamação e/ou infecção. Um exame é feito para saber qual o microrganismo responsável, e então um antibiótico é prescrito. Outros tratamentos também podem melhorar o potencial de fertilidade.

O espermograma normal

Para considerarmos um homem normal do ponto de vista reprodutivo, é preciso averiguar as seguintes condições:

- Produção de um número normal de espermatozoides móveis e de forma normal.
- O trajeto do espermatozoide desde os testículos até o meio externo (uretra e pênis) deve estar desobstruído.
- A concentração deve ser acima de 20 milhões de espermatozoides por mililitro de sêmen.
- A motilidade deve ser acima de 50% de espermatozoides móveis, ou maior que 25% de espermatozoides do tipo A, que são aqueles que possuem um movimento direcional rápido e linear, como uma "flecha que caminha para o alvo".
- A morfologia deve apresentar mais que 14% de espermatozoides normais, segundo critérios de Kruger, ou mais que 60%, segundo a Organização Mundial de Saúde.
- A vitalidade deve indicar que mais que 75% dos espermatozoides estejam vivos.

Outros exames que podem ser feitos no homem

Exames adicionais podem avaliar a função dos espermatozoides. O teste pós-coito (TPC) mede a habilidade do espermatozoide de viver e nadar pelo muco cervical da mulher. O procedimento acontece alguns dias antes ou durante a ovulação. Esse é o único momento do ciclo menstrual em que o muco está limpo, sem cor, aguado, abundante e com consistência de clara de ovo. Essas são condições importantes para que o espermatozoide passe. Uma amostra do muco cervical é coletada da mulher durante um exame pélvico, como os de rotina, de duas a 12 horas após a relação sexual e analisada no microscópio. Como o tempo é fundamental para a exatidão do TPC, mais de um exame pode ser necessário. O TPC pode indicar problemas na qualidade do esperma ou do muco cervical, ou a presença de algum anticorpo.

Em outro exame, os espermatozoides são colocados com a amostra de muco cervical para que se veja como eles nadam. O exame de anticorpos contra o espermatozoide também pode ser feito para determinar se há alguma substância que faça os espermatozoides grudarem um no outro, perderem a motilidade ou a capacidade de fertilizar um óvulo. Um exame desenvolvido recen-

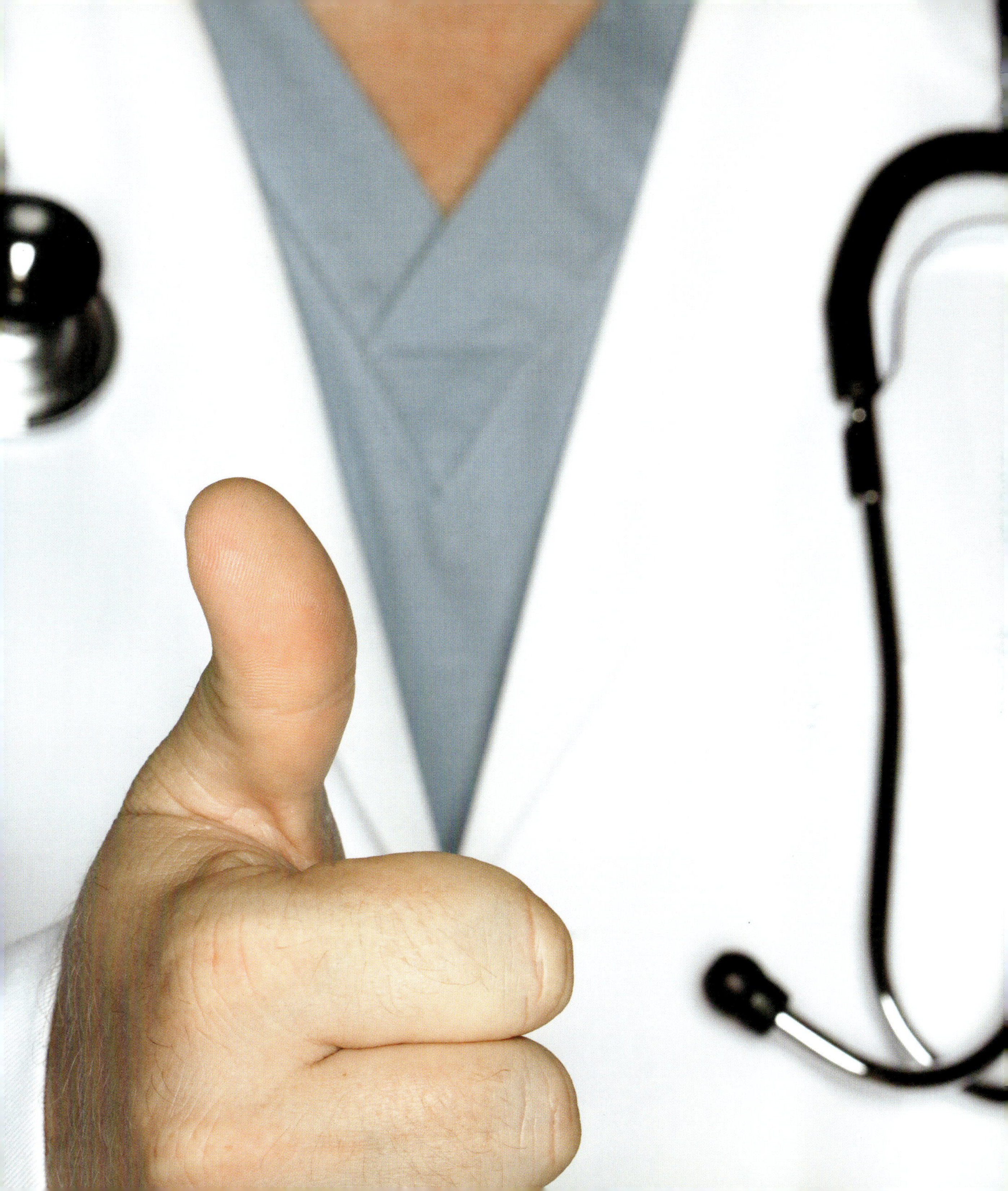

temente avalia as condições da cromatina espermática (fragmentação da cromatina espermática) por intermédio de coloração com um corante chamado *acridina orange*. Cinco mil espermatozoides são avaliados e contados conforme a coloração obtida com a *acridina orange*. Quando existem mais de 30 por cento de espermatozoides com alteração na cromatina, considera-se a amostra inadequada.

Muitos especialistas analisam o histórico do homem e fazem um exame físico, ainda que a análise do sêmen acuse normalidade. Algumas informações são particularmente importantes, como há quanto tempo o casal vem tentando a gravidez e os resultados de exames anteriores ou tratamentos para a infertilidade. O médico pode querer saber sobre problemas passados, como infecções do trato urinário, dores ou inchaços nos testículos ou cirurgias. Como algumas substâncias podem alterar o sistema reprodutivo, especialmente o equilíbrio hormonal, o médico pode perguntar sobre o uso de medicamentos e outras drogas, como álcool, tabaco, maconha ou cocaína.

O médico também pode perguntar sobre o histórico sexual do paciente, incluindo a frequência das relações sexuais, dores na ejaculação e o eventual uso de lubrificantes. No exame físico, o médico vai procurar algum sinal de infecção ou de varicocele.

Doenças masculinas mais importantes que podem causar infertilidade

- Infecções
  - Uretrites
  - Orquites
  - Epididimites
  - Prostatites
- Varicocele (varizes nos testículos)
- Problemas imunológicos

Os tratamentos para a infertilidade do homem

Entre as doenças masculinas mais importantes causadoras de infertilidade estão as infecções e suas consequências (uretrites, orquites, epididimites e prostatites), a varicocele (varizes nos testículos) e os problemas imunológicos. Todas podem levar a um maior ou menor grau de oligoastenospermia (diminuição da concentração e da motilidade dos espermatozoides) ou mesmo à azoospermia (ausência de espermatozoides no sêmem ejaculado).

Os tratamentos para aumentar a fertilidade do homem podem incluir o uso de antibióticos no caso de infecções, a correção cirúrgica da varicocele (presença de varizes no escroto), a correção cirúrgica da obstrução nos ductos que conduzem os espermatozoides, a estimulação hormonal para melhorar a produção de espermatozoides e técnicas de reprodução assistida, que detalharemos mais adiante. A fertilização *in vitro* (FIV) e a técnica de injeção intracitoplasmática de espermatozoides (ICSI) também são alternativas de tratamento nos casos de infertilidade masculina. Esta última técnica (ICSI) foi idealizada para homens cujo número de espermatozoides no sêmen é muito baixo (concentração menor que 5 milhões por mililitro) ou mesmo para homens com ausência de espermatozoides no sêmen ejaculado (denominados de azoospérmicos). Há alguns raros casos de homens que não respondem ao tratamento. Se isso ocorrer, deve-se discutir a possibilidade de usar espermatozoides de doadores anônimos ou outras opções.

É importante ressaltar que de cada cem homens quatro não possuem espermatozoides no sêmen ejaculado. Desses quatro, cerca de três (75 por cento) possuem-nos no epidídimo ou no testículo. Dos 25 por cento que não possuem espermatozoides no testículo, cerca de metade tem células precursoras dos espermatozoides e a outra metade não tem condições de conseguir uma gravidez com seus próprios gametas.

A temperatura do homem

No homem, a espermatogênese, ou seja, a formação dos espermatozoides dentro do sistema reprodutor, ocorre em temperatura abaixo da temperatura corporal. Em homens com baixa contagem de espermatozoides, é importante evitar o uso de roupas apertadas, ficar sentado muito tempo ou trabalhar perto de fontes de muito calor, pois isso pode alterar a temperatura ideal para a formação de espermatozoides. Em homens com espermograma normal, esse não parece ser um problema significativo.

Capítulo 4

Problemas reprodutivos da mulher

Em cerca de 30 por cento dos casais inférteis, as causas estão ligadas diretamente à mulher. Elas correspondem às várias doenças do sistema reprodutor feminino que impedem o encontro do espermatozoide com o óvulo (oócito).

O funcionamento do sistema reprodutor feminino

O útero é um órgão oco que fica no centro da pelve e tem o formato e o tamanho de uma pera, às vezes um pouco menor. O canal cervical, ou a parte inferior do útero, projeta-se em direção à parte superior da vagina. As duas tubas, ou trompas, uterinas são ligadas à parte superior do útero, uma em cada lado. Cada tuba forma uma passagem estreita que se abre na cavidade abdominal, perto dos ovários.

Os ovários são duas glândulas pequenas que têm o tamanho de uma ameixa-preta grande e são ligados ao útero, um em cada lado, logo abaixo da abertura em franjas das tubas uterinas. O ovário tem duas funções: produzir os oócitos (óvulos) e secretar hormônios. A cada mês, durante a ovulação, um óvulo maduro é lançado por um dos ovários. Os minúsculos cílios que revestem internamente as tubas uterinas pegam o óvulo e o levam para dentro do útero. O óvulo pode ser fertilizado nesse trajeto. Se isso ocorrer, o óvulo fecundado (embrião) deve ser implantado no endométrio, a camada interna que reveste o útero. O tecido endometrial reage ao aumento e à queda de estrógeno e progesterona produzidos pelo ovário durante o ciclo reprodutivo.

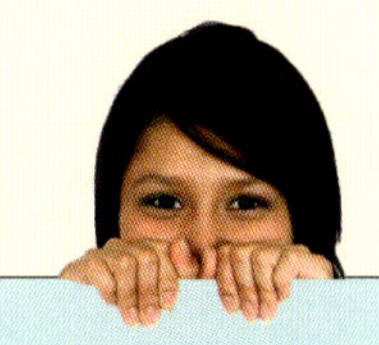

Os fatores femininos que podem causar a infertilidade podem ser divididos em:

- Fator tubário
- Fator peritoneal
- Fator ovariano
- Fator uterino (sinéquias uterinas, miomatose)
- Fator cervical (muco hostil)
- Infertilidade sem causa aparente
- Doenças crônicas debilitantes (diabetes, câncer, radioterapia, endocrinopatias e outras)

Os óvulos (gametas femininos) são produzidos nos ovários. Diferentemente dos homens, as mulheres não são capazes de produzir novos óvulos durante sua vida reprodutiva. Elas já nascem com todos os óvulos de que vão necessitar durante a vida. Após a puberdade, há cerca de 500 mil óvulos dentro dos ovários. A cada mês, durante o período reprodutivo, um único óvulo é liberado de um dos ovários, ao mesmo tempo em que outros 999 sofrem um processo de morte programada. A cada mês que passa, a mulher sofre, portanto, uma redução de cerca de mil óvulos no seu estoque e aproveita apenas um. Apenas um óvulo é expelido mensalmente do ovário num processo chamado de ovulação.

Após a ovulação, o gameta feminino (oócito) é captado por uma das tubas e, dentro dela, na sua porção mais próxima ao ovário, ele finalmente se encontra com os espermatozoides. O encontro dos gametas masculino e feminino é o momento culminante da reprodução humana. Nesse momento, chamado de fertilização (fecundação), os espermatozoides vão circundar o óvulo, e apenas um deles será capaz de penetrá-lo. A célula resultante da fecundação chama-se zigoto. O zigoto vai se desenvolver e caminhar pela trompa até atingir o interior do útero, onde será acolhido pelo revestimento da parede uterina interna (endométrio). Nesse momento, o zigoto já cresceu e deu origem ao blastocisto, uma estrutura pré-embrionária em forma de

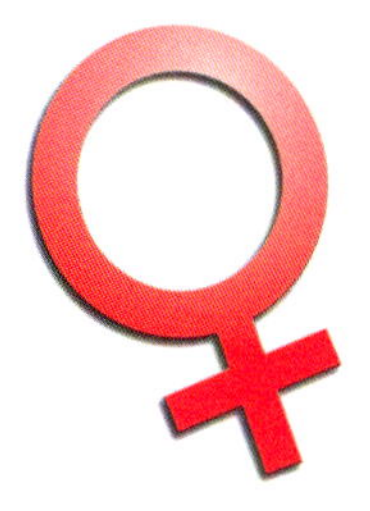

"bola", cujo interior é preenchido por líquido e que é capaz de "grudar" no revestimento uterino (fenômeno chamado de implantação) e formar o embrião. Assim, fica estabelecida a gravidez.

Entretanto, para que os espermatozoides possam chegar até a porção da trompa onde se dá a fertilização, eles necessitam ser depositados na vagina, durante a relação sexual. Da vagina eles "nadam" até a porção inicial do útero (colo uterino), onde serão capacitados. O processo de capacitação dos espermatozoides dentro do colo uterino é realizado pelo muco cervical, aquela secreção parecida com clara de ovo que muitas mulheres percebem no meio do ciclo menstrual. Esse muco cervical é capaz de fornecer combustível e aumentar a motilidade dos espermatozoides. Portanto, por meio da produção do muco cervical, o colo do útero dá impulso aos espermatozoides para que eles possam passar pelo próprio útero e finalmente atingir as tubas uterinas no ponto de encontro com o óvulo.

O sistema reprodutor feminino

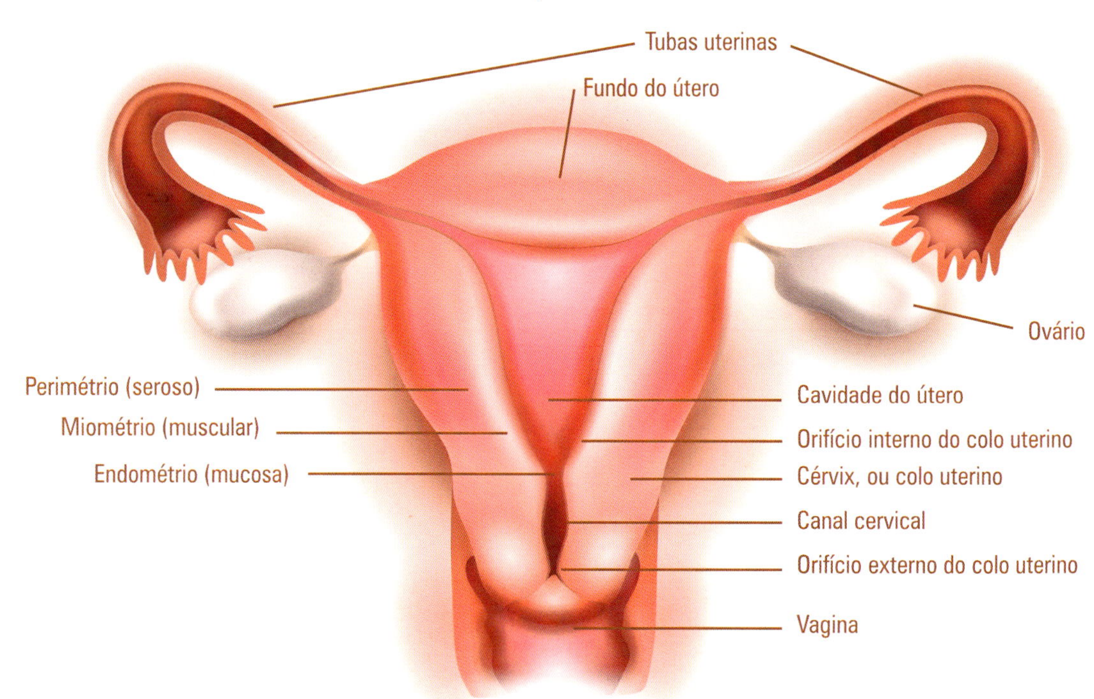

Para que uma mulher seja considerada normal do ponto de vista reprodutivo, é preciso averiguar as seguintes condições: produção mensal de óvulos maduros (ovulação) capazes de sofrer a penetração dos espermatozoides (fecundação), o que significa que os ovários são normais; o trajeto do sistema genital deve estar desobstruído, ou seja, a vagina, o colo uterino, o útero e as tubas devem estar normais para que possam conduzir os espermatozoides até o encontro com o óvulo.

O fator tubário na infertilidade

As tubas uterinas, antigamente chamadas trompas de Falópio, são estruturas tubulares situadas de cada lado do útero, por onde os espermatozoides, ejaculados dentro da vagina da mulher, se deslocam até o ponto de encontro com o óvulo. Esse ponto de encontro, chamado de sítio de fertilização, está situado dentro da própria tuba, na porção mais próxima aos ovários. O fator tubário de infertilidade está relacionado às doenças que causam alteração no trajeto dos espermatozoides até o óvulo, impedindo, dessa forma, o encontro dos dois (a fertilização). O fator tubário contribui com 35 por cento dos problemas de infertilidade feminina. As doenças mais comuns são a doença inflamatória pélvica, também conhecida como DIP, a hidrossalpinge, que é a dilatação das trompas após infecção, e a endometriose, uma doença relacionada à disseminação de focos de tecido endometrial na cavidade abdominal.

Tubas uterinas livres, desobstruídas e saudáveis são necessárias para a concepção. Por isso, é preciso checar a permeabilidade tubária por meio de exames. Os exames mais utilizados são a histerossalpingografia (HSG) e a laparoscopia. A HSG consiste na injeção de contraste ao longo do útero e das tubas e a realização de radiografias sucessivas a fim de verificar algum bloqueio nas tubas. Se a HSG está anormal, pode ser que haja algum tecido fibroso obstruindo as tubas. O médico pode então fazer uma laparoscopia para determinar se há aderências de tecido fora das tubas que possam estar afetando o órgão. A laparos-

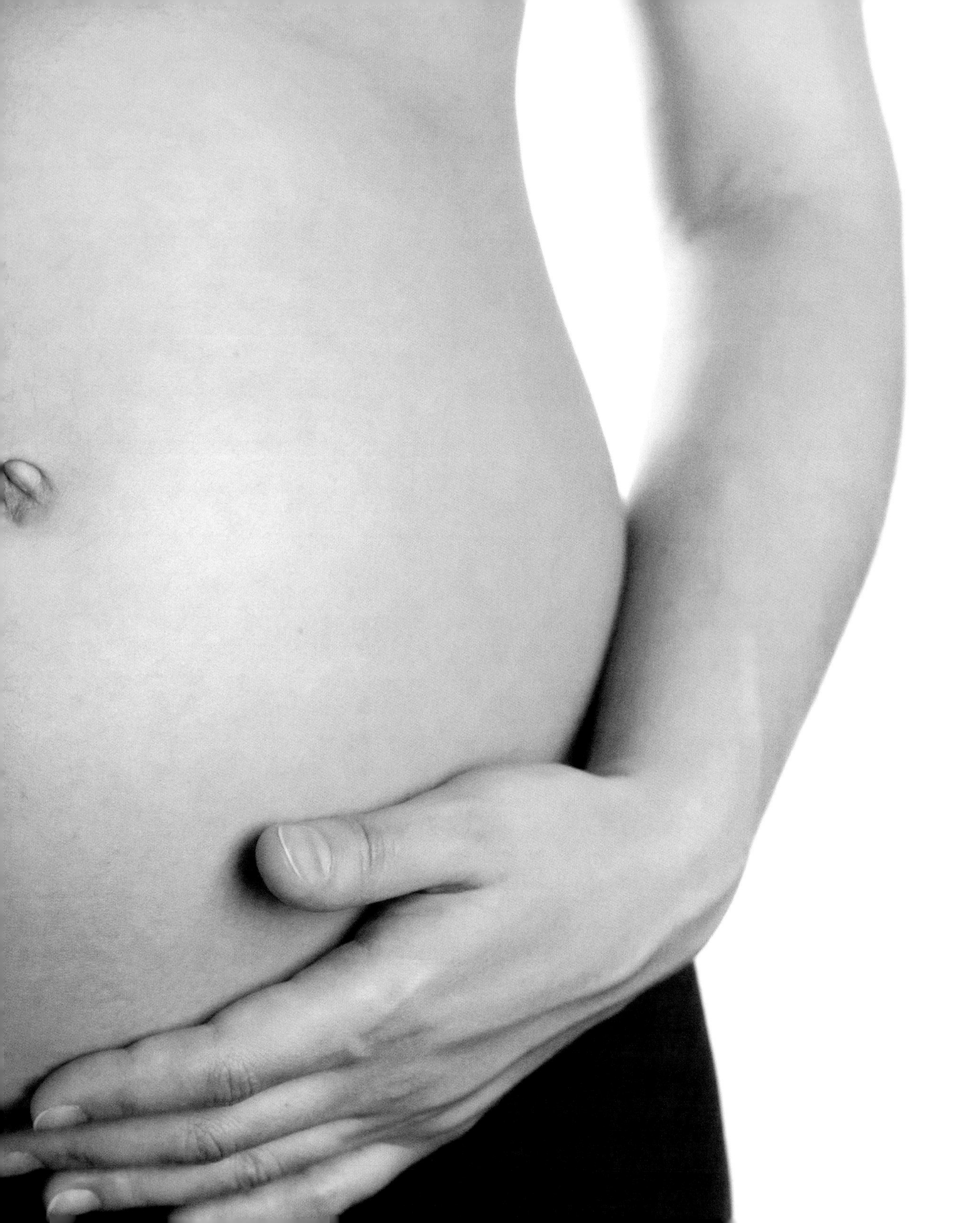

copia é um procedimento cirúrgico que permite ao médico enxergar a parte interna da pelve e, consequentemente, os órgãos femininos. É um exame que requer anestesia geral e internação hospitalar. A HSG ou a laparoscopia isoladamente podem não dar o diagnóstico correto de um defeito nas tubas, e por isso às vezes é importante que a paciente faça os dois exames.

O fator peritoneal na infertilidade

O fator peritoneal se refere a alguma anormalidade que envolva a superfície (peritônio) dos órgãos pélvicos ou da cavidade abdominal, como aderências ou endometriose. A endometriose, presença de tecido do revestimento da parede uterina interna (endométrio) fora do útero está relacionada à retenção de sangue menstrual dentro do abdômen e afeta 35 por cento das mulheres com diagnóstico de infertilidade. O diagnóstico definitivo de endometriose pode ser feito por intermédio da laparoscopia.

O fator ovariano na infertilidade

O padrão da menstruação fornece importantes pistas sobre a ovulação. Ovulação irregular ou anormal acomete cerca de 25 por cento de todos os casos de infertilidade. Um gráfico da temperatura basal corporal (CTB) é um caminho simples e barato para verificar se a mulher ovula. O gráfico geralmente reflete a secreção de progesterona, um hormônio produzido pelos ovários durante a ovulação. Entre 12 e 16 dias antes da menstruação, a progesterona transforma o revestimento interno da parede do útero (endométrio) em um local ideal para implantação e nutrição do óvulo fecundado.

Para completar um gráfico de CTB, a mulher deve checar sua temperatura pela boca, no momento em que acorda, toda manhã por pelo menos um mês, e anotar no papel. Normalmente, a produção de progesterona ligada à ovulação causa um acréscimo na temperatura corporal da mulher de 0,5 a 1°C, indicando que a ovulação aconteceu. Muitos fatores que não estão relacionados à fertilidade, como resfriados ou fadiga, podem alterar a CTB, e esse método só determina se houve a presença da ovulação depois de ela ter ocorrido. O

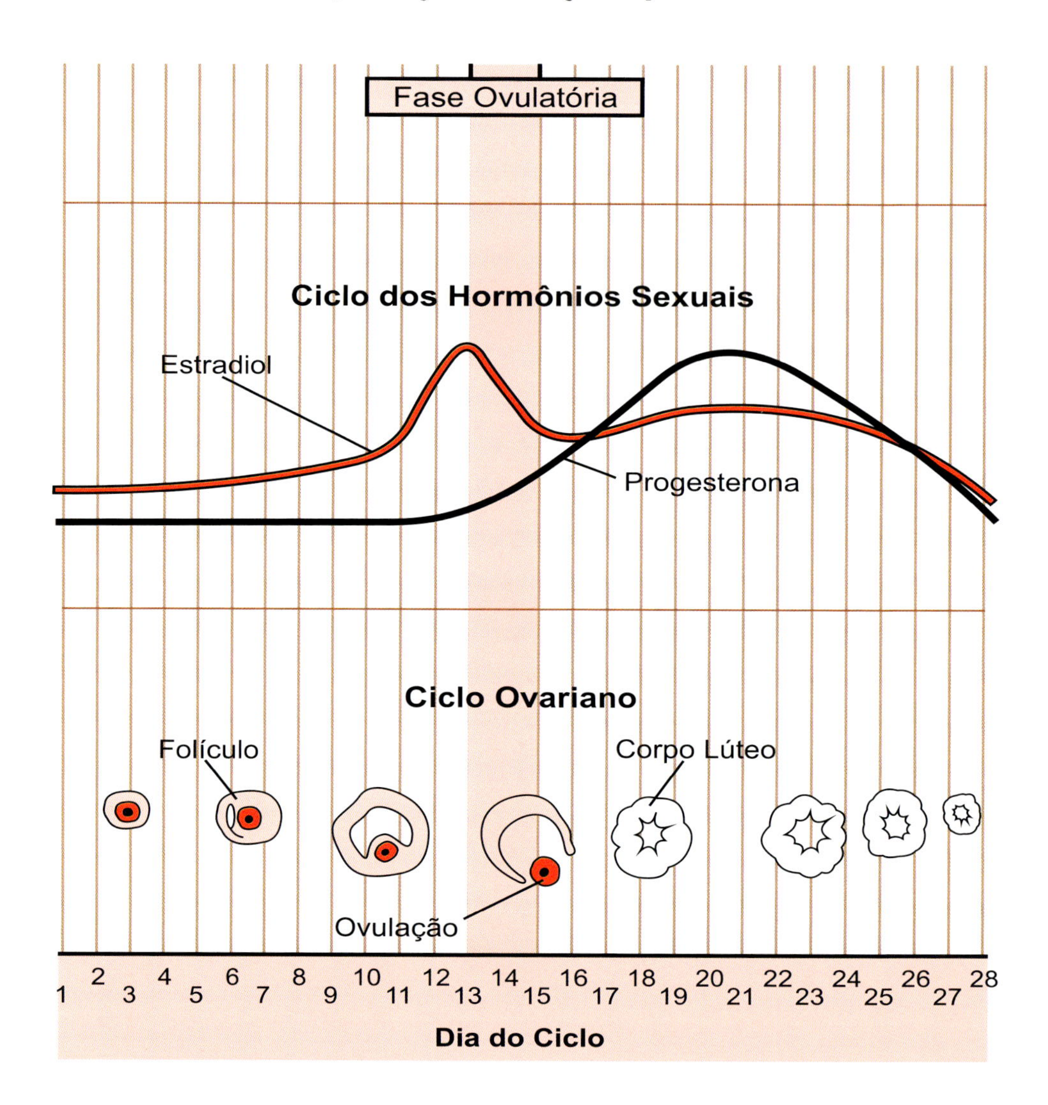

médico pode indicar o uso de um kit especial para investigar a presença da ovulação. Esse tipo de kit foi idealizado para detectar a presença de hormônio luteinizante (LH) na urina. O LH estimula os ovários a expelirem os óvulos (oócitos) – ovulação – e a produzir progesterona. O médico também pode realizar um exame ultrassonográfico para avaliar a ovulação. O exame indica se os ovários estão produzindo folículos com os óvulos maduros. Esses folículos são espécies de bolsas (cistos) com líquido dentro que ficam nos ovários. O ultrassom também pode ajudar a documentar a ruptura do folículo, que implica em liberação do óvulo, chamada de ovulação.

Os resultados do gráfico de CTB e dos kits de ovulação podem sugerir problemas como anovulação (ausência de ovulação) ou produção inadequada de progesterona, hormônio que permite que o óvulo seja corretamente implantado na parede do útero. Os métodos também são úteis para ajudar na marcação de exames que devem ser feitos em períodos específicos do ciclo menstrual. As principais causas ovarianas de infertilidade são a falta de ovulação (anovulação crônica), em que a síndrome dos ovários policísticos (SOP) é o exemplo mais comum, e a menopausa precoce, também denominada de falência ovariana precoce, ou FOP. Os ovários começam a produzir grande quantidade de progesterona depois da ovulação. Em um ciclo normal, o nível chega ao pico sete dias depois da ovulação. O médico pode querer medir o nível sérico de progesterona nesse período fazendo um exame de sangue. Geralmente, ele é feito entre o 19º e o 23º dias, considerando-se uma mulher com um ciclo de 28 dias.

Se a mulher não estiver ovulando, ela pode receber medicamentos que estimulam a ovulação. Cerca de 80 por cento das mulheres que tomam essas medicações começam a ovular regularmente, e, se não houver outro fator envolvido, cerca de metade fica grávida depois da terceira indução. Drogas mais potentes administradas por injeção intramuscular ou subcutânea, denominadas gonadotrofinas, podem ser prescritas se os medicamentos orais falharem. Se a progesterona não estiver agindo sobre o endométrio, há um problema chamado defeito, ou deficiência, na fase lútea. O tratamento consiste na administração de progesterona ou drogas que estimulam a ovulação.

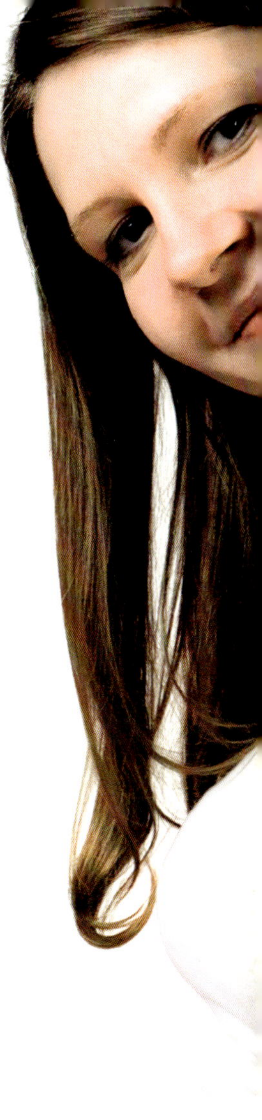

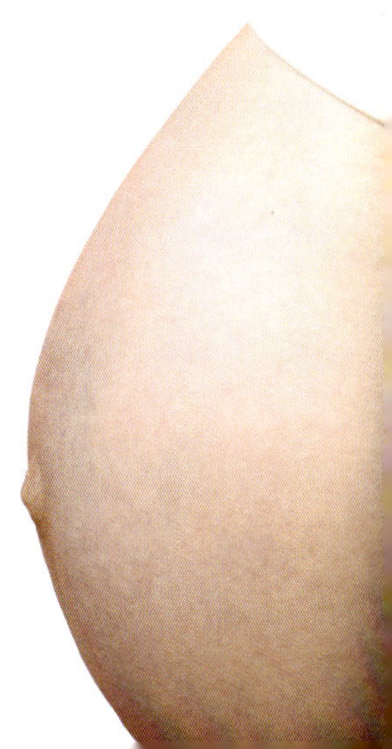

Síndrome dos ovários policísticos (SOP)

A síndrome dos ovários policísticos, ou SOP, é o termo utilizado para descrever uma série de alterações nos ovários. Quando o funcionamento dos ovários é prejudicado, eles podem aumentar ou produzir pequenos cistos. Vários tipos de sintomas, como menstruação irregular ou intensa, ausência de ovulação, infertilidade, ovários aumentados, pelos em excesso, obesidade e acne estão associados a esta doença. Outros nomes que se referem ao problema são: doença dos ovários policísticos, síndrome de Stein-Leventhal ou hiperandrogenismo. Apesar das dúvidas em torno das causas da SOP, muitos avanços têm ocorrido nessa área, e hoje é possível tratar a maioria dos casos.

Para entender a natureza da SOP, é importante saber como os ovários funcionam. Eles exercem duas funções importantes nas mulheres em idade reprodutiva. Uma é produzir os óvulos no intervalo entre os períodos menstruais; a outra é lançar estrógeno e progesterona na corrente sanguínea. Esses hormônios preparam o óvulo para a fertilização e fazem com que as tubas uterinas transportem o embrião. A partir do momento em que ocorre a fertilização, o estrógeno e a progesterona criam um ambiente propício para que o embrião se implante no útero.

A glândula pituitária, ou hipófise, localizada na base do cérebro, controla a produção de óvulos e de hormônios, lançando os hormônios foliculoestimulante (FSH) e luteinizante (LH) na corrente sanguínea, que estimulam o ovário. Em resposta ao FSH e ao LH, o ovário começa a formar alguns folículos logo depois da menstruação. Esses folículos produzem estrógeno e contêm óvulos em desenvolvimento. Com a evolução, apenas um ou, mais raramente, dois ou três óvulos chegam ao estágio final de desenvolvimento. As células de cada folículo também produzem quantidades significantes de hormônios masculinos, ou androgênios, em resposta ao LH.

No meio do ciclo menstrual ocorre a ovulação. O folículo se rompe, o óvulo é expelido para as tubas uterinas e as células do folículo roto produzem progesterona. O folículo, agora vazio, entra em colapso, e as células remanescentes desenvolvem uma cor amarela. Essas células são chamadas de corpo lúteo (amarelo). Ele secreta pequena quantidade de estrógeno e grande quantidade de progesterona durante a segunda metade do ciclo menstrual. É a chamada fase lútea. Se a concepção acontece, o óvulo é fertilizado na tuba uterina, e o embrião permanece lá de três a quatro dias. O embrião, então, vai para o útero e se implanta no revestimento interno da cavidade uterina, conhecido como endométrio.

A combinação de progesterona e estrógeno na corrente sanguínea chega ao útero e prepara o endométrio para receber o óvulo fertilizado. Esses hormônios nutrem o embrião e permitem sua implantação no útero. Se um ovo fertilizado não se implanta, a secreção de estrógeno e progesterona diminui depois de duas semanas, e a camada que reveste o útero é expelida na menstruação. Depois disso, o ciclo recomeça.

O ciclo ovariano descrito acima é muito delicado e facilmente interrompido. Quando ocorre essa interrupção, a hipófise pode não produzir a quantidade adequada de LH ou FSH. Se isso acontece, a ovulação não acontece, pois o folículo não se desenvolve. Essa alteração pode resultar numa produção crônica elevada de estrógeno e de hormônios androgênicos. Conforme o ovário aumenta, mais hormônios são produzidos. Esse excesso e a consequente ausência da ovulação podem causar infertilidade. O endométrio, estimulado pela contínua

Diagnóstico da SOP

A síndrome dos ovários policísticos é relativamente fácil de ser diagnosticada pelo histórico da paciente. De qualquer forma, o médico pode solicitar um exame de sangue para medir os níveis de hormônio para confirmar o diagnóstico. Geralmente, são analisados os níveis de hormônio androgênico, LH e FSH. Com o objetivo de detectar algum problema glandular, o médico também pode medir os níveis de prolactina, hormônios tireoidianos e adrenais. Em alguns casos, o ultrassom revela que a paciente possui ovários policísticos. Se o problema existe há muito tempo, uma biópsia endometrial pode ser necessária. Uma pequena amostra da camada que reveste o útero é colhida e examinada no microscópio para detectar um eventual câncer.

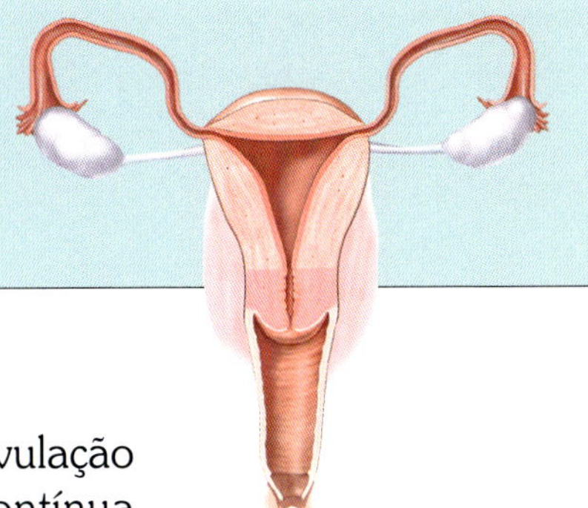

exposição ao estrógeno, fica mais espesso. Isso causa menstruações irregulares e intensas. Depois de muitos anos, essa estimulação por quantidades excessivas de estrógeno pode resultar no câncer de endométrio. Se o aumento dos níveis de hormônio androgênico também se estender, é possível que ocorra uma doença chamada hirsutismo, que causa excesso de pelos na mulher.

Tratamento da SOP

Uma vez que o médico tenha feito o diagnóstico da doença, o tratamento é relativamente simples, mas, para tratar efetivamente a SOP, é preciso explicar exatamente quais os seus sintomas para o médico. Ainda que não se queira ter filhos, os ovários policísticos devem ser tratados porque há riscos ligados à exposição a longo prazo ao androgênio e ao estrógeno, o que inclui excesso de pelos e câncer uterino.

Para muitas pacientes, a perda de peso pode ser um tratamento efetivo. No entanto, quando se tem SOP, o emagrecimento pode requerer esforço extra. A maior parte do estrógeno é metabolizada a partir do androgênio nas células de gordura. As células de gordura acumuladas ao longo dos anos podem tornar mais difícil a perda de peso. Se a mulher está com SOP e acima do peso, é essencial que ela siga um plano permanente de emagrecimento. O médico pode encaminhá-la a uma clínica especializada ou a grupos de apoio. Apesar de tentadoras, as dietas que permitem o consumo de gorduras em geral não funcionam e podem causar problemas de saúde adicionais. Fazer alguma atividade física é um passo importante para a redução de peso. Escolher uma atividade aeróbica, como andar ou nadar, e começar aos poucos são ótimas medidas. Nota-se que, conforme aumenta a distância e a velocidade, a disposição melhora, assim como acelera-se a redução de peso.

Se a ovulação e a fertilidade são o objetivo do tratamento, a indução da ovulação pode ser feita com o uso de citrato de clomifeno ou séries de injeções diárias de outra medicação, denominada gonadotrofina humana. O clomifeno é usado de maneira simples e não é caro. Ele interage com a glândula pituitária e faz aumentar a secreção de FSH. Na maioria dos casos, isso funciona bem para induzir a ovulação. Às vezes, é preciso aumentar o tempo de tratamento ou a dose. Seu médico também pode prescrever uma droga chamada dexametasona, que suprime a glândula adrenal.

Se o clomifeno não funcionar, a gonadotrofina humana é a opção. A terapia é mais cara e pode causar mais efeitos colaterais, inclusive hiperestimulação ovariana e gravidez múltipla. Por isso, o tratamento é usado apenas nas mulheres que não respondem ao clomifeno. A decisão sobre qual medicamento usar deve ser baseada nas suas necessidades. Seu médico e você devem discutir qual a melhor opção.

O melhor tratamento hormonal são as pílulas anticoncepcionais de baixa dosagem. Elas não aumentam a produção de hormônios pelos ovários e ajudam a reverter os efeitos do excesso de androgênio. No entanto, se a mulher é fumante e tem mais de 35 anos, as pílulas são contraindicadas. Se o excesso de hormônio masculino é o principal problema, uma droga adicional, como a espironolactona, ou agonista do GnRH, pode ser necessária. Às vezes, quando não há interesse em tornar-se fértil nem de fazer a contracepção, os sintomas relacionados ao excesso de androgênio não chegam a ser um problema. Se for o caso, o problema pode ser tratado com doses mensais de pílula de progesterona, que regulam o ciclo menstrual e ajudam a prevenir problemas no endométrio associados ao excesso de estrógeno.

Em alguns casos, quando a ovulação não acontece com clomifeno ou com gonadotrofinas, é recomendada uma cirurgia por via laparoscópica, com laser ou um aparelho de eletrocauterização. Se a mulher tem mãe que sofreu de SOP, é importante que ela visite o médico regularmente para observar os sintomas. Se há irregularidades menstruais desde a puberdade, também deve ficar atenta. Se sofre de SOP e tem filhas, deve observar os sinais nelas também.

O fator cervical na infertilidade

As condições associadas ao canal cervical também podem contribuir para a infertilidade, embora raramente o problema seja a causa isolada. Para determinar alguma falha, o médico pode pedir um teste pós-coito (TPC). Ele avalia o muco cervical, os espermatozoides presentes e a interação entre ambos. O exame é feito durante a ovulação e pode ser necessário um kit de detecção de LH para ajudar a determinar o dia certo. No meio do ciclo, o muco deve ser claro, abundante e com consistência semelhante à da clara de ovo. Se essas condições estiverem presentes, os espermatozoides conseguem passar para dentro do útero e consequentemente para as tubas uterinas. Os parceiros terão de ter relação em um dia específico do ciclo. Antes de ir ao consultório, a mulher pode se lavar, mas não deve usar duchas vaginais ou produtos na vagina. Até cerca de 18 horas depois da relação, retira-se uma amostra do muco, que é examinada no microscópio. A análise deve revelar a capacidade de os espermatozoides nadarem no muco. O teste é feito em laboratório, sem incômodos, e leva poucos minutos.

Um número baixo de espermatozoides se movimentando pode indicar algum problema ligado à produção de espermatozoides, à vagina, ao muco cervical ou ao sistema imunológico. Em alguns casos, pode haver a presença de proteínas (anticorpos) que matam ou imobilizam o espermatozoide. Avaliações do muco, do espermatozoide e exames de sangue podem ser necessários para detectar a presença dessas proteínas.

A análise do muco cervical é um recurso para a detecção de problemas de fertilidade.

Se a qualidade do muco for inadequada, o canal cervical pode não estar funcionando adequadamente. A explicação mais comum é que o teste foi feito no dia errado. Mas também pode haver algum problema ligado a cirurgias cervicais anteriores. Problemas cervicais geralmente são tratados com antibióticos, hormônios ou por inseminação intrauterina. É importante a mulher ter conhecimento de fatores prévios, como realização de biópsias, cirurgias, tratamentos com laser ou congelamento, exames de papanicolau anormais ou se sua mãe fez uso do medicamento DES (dietilestilbestrol) durante a gestação. Como a determinação do dia correto da ovulação necessita de exames específicos, e estes nem sempre são feitos, a detecção se torna falha, o que faz com que cerca de 40 por cento dos exames esteja errada, principalmente os resultados negativos.

O fator uterino na infertilidade

Uma radiografia especial chamada histerossalpingografia (HSG), descrita anteriormente, pode revelar defeitos na parte interna do útero ou nas tubas uterinas. O exame é feito depois que a menstruação termina e antes da ovulação. Um líquido de contraste é injetado pelo canal cervical e mostra eventuais tecidos fibrosos, pólipos ou uma cavidade uterina malformada. Esses problemas são detectados em cerca de 5 por cento das mulheres inférteis e podem atrapalhar a implantação do embrião no útero ou aumentar as chances de aborto. A HSG também pode sugerir uma obstrução das tubas uterinas. Pode ser necessária a realização de uma cirurgia para a avaliação posterior ou ainda para a correção de problemas estruturais ou obstrutivos.

A histeroscopia consiste na avaliação da cavidade uterina e também fornece importante informação sobre as doenças da cavidade uterina causadoras de infertilidade, como presença de pólipos no endométrio, aderências intrauterinas ou ainda malformações da cavidade. É uma espécie de telescópio muito fino que é introduzido no interior do útero após a distensão deste por gás ou líquido e que em geral complementa a HSG.

Miomas uterinos

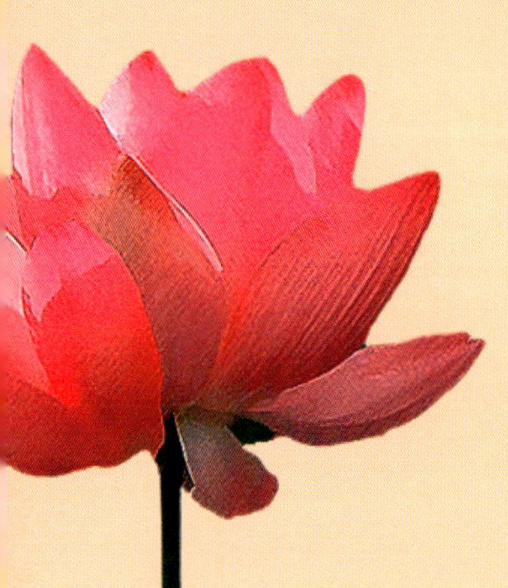

Miomas uterinos são tumores benignos (não cancerosos) de tecido muscular que crescem e às vezes afetam o volume do útero e do colo cervical. Os miomas se originam de pequenas células musculares presentes na parede do útero, chamada miométrio. É difícil surgir apenas um mioma; eles geralmente são múltiplos. Outros nomes podem ser dados a essa alteração, como fibromas ou leiomiomas. Estima-se que os miomas incidam em 20 a 30 por cento das mulheres. Mulheres de origem africana são três vezes mais propensas a desenvolver miomas que as de origem caucasiana. O problema geralmente aparece entre os 30 e os 40 anos e diminui depois da menopausa.

A maioria dos casos não requer tratamento, mas é possível que o mioma cause sangramentos, dores, sensação de pressão no baixo ventre e, mais raramente, abortamentos, infertilidade e parto prematuro. O problema, então, pode ser solucionado com a remoção cirúrgica do mioma. De qualquer forma, outros miomas podem reaparecer, mesmo após a remoção cirúrgica. A causa exata dos miomas ainda não é conhecida, mas alguns indícios sugerem que, para crescer, eles precisam de estrógeno (hormônio feminino produzido pelos ovários). Por outro lado, durante a menopausa, quando o nível de estrógeno cai, os miomas geralmente deixam de crescer, por isso é rara a necessidade de tratamento nesse período.

Tipos de miomas

Os miomas são encontrados dentro, fora ou ao redor do útero. Algumas vezes, podem surgir no canal cervical. Eles são classificados em três categorias: subserosos, intramurais e submucosos. Os subserosos são os localizados externamente na parede do útero. Os intramurais, na parte central da parede do útero, podendo atingir a cavidade uterina. Os submucosos estão situados dentro da cavidade uterina, e afetam o revestimento interno do útero (endométrio). Esses são os mais relacionados à infertilidade e com os distúrbios da menstruação. Cerca de 95 por cento dos miomas são do tipo subseroso ou intramural, e 5 por cento são submucosos.

A maioria das mulheres com mioma uterino não apresenta sintomas; porém, aproximadamente um terço se queixa de sangramentos anormais, de uma sensação de pressão ou dor no baixo abdômen ou mesmo da presença de um tumor. Algumas mulheres percebem que seu abdômen está maior e as roupas estão apertando. Os sangramentos anormais são os sintomas mais comuns entre as mulheres com mioma. Miomas grandes podem aumentar o útero ou a cavidade uterina, criando uma área maior para o sangramento menstrual. Como os sangramentos também podem ser causados por outras doenças, como câncer e problemas hormonais, é importante que as mulheres que apresentam o sintoma procurem sempre o médico.

Sintomas

Miomas grandes podem causar dor durante a relação sexual. Quando o mioma começa a crescer muito rápido, pode não ser irrigado suficientemente com sangue, degenerando-se e causando cólicas. Isso pode acontecer durante a gravidez. Quando surgem dores repentinas, elas podem ser causadas pela degeneração e inflamação de miomas.

Grandes miomas (maiores que 7 centímetros de diâmetro) podem pressionar os órgãos pélvicos, como a bexiga, o útero e o reto. Consequentemente, como a bexiga é afetada, pode surgir o aumento da vontade de urinar. Quando os miomas se instalam na parte baixa do útero, podem pressionar o intestino grosso e o reto, causando diminuição dos movimentos peristálticos intestinais, prisão de ventre e hemorroidas. O risco de os miomas serem malignos é de aproximadamente 0,2 por cento. Esse tipo de câncer é chamado de leiomiossarcoma e é mais frequente em mulheres na pós-menopausa. Se um mioma começa a crescer muito rápido, é preciso fazer uma avaliação cuidadosa, e nesses casos pode haver a necessidade de remoção do útero (histerectomia).

Como são diagnosticados os miomas uterinos

Os miomas uterinos podem ser diagnosticados durante um exame pélvico. Há risco de o médico confundi-los com outros tumores – do intestino, por exemplo – ou até com uma gravidez. Por isso, são necessários outros exames:

- Ultrassom – O método, que pode ser abdominal ou vaginal, utiliza ondas de som para reproduzir os órgãos pélvicos. O médico pode verificar a presença de miomas pelo exame. Às vezes é preciso fazer um ultrassom transvaginal e transabdominal para detectá-los adequadamente.
- Histerossalpingografia – A HSG é um procedimento que envolve uma radiografia da parte interna do útero e das tubas uterinas e um contraste injetado para revelar a imagem. Dessa forma, é possível verificar qualquer anormalidade na cavidade uterina ou nas tubas.
- Laparoscopia diagnóstica – A laparoscopia pode ajudar o médico a fazer um diagnóstico definitivo e, eventualmente, remover os miomas. Durante o procedimento, o médico insere uma espécie de telescópio estreito na cavidade abdominal através de uma pequena incisão na cicatriz umbilical. Essa cirurgia é feita com anestesia e demanda um dia de repouso.
- Histeroscopia diagnóstica – Este procedimento é útil para detectar a presença de miomas submucosos. Um instrumento também parecido com um telescópio, o histeroscópio, é inserido pela vagina até a cavidade uterina. Pode ser feito com anestesia local ou geral. Às vezes o mioma pode ser retirado durante o exame, mas somente na sala de operação.
- Histerossonografia – Neste exame, um pequeno cateter é colocado dentro do útero para injetar um fluido durante o ultrassom. Isso faz com que o médico possa identificar melhor os miomas submucosos ou intramurais que distorcem a cavidade uterina.
- Ressonância magnética – O exame produz uma imagem por meio de ondas de alta frequência, revelando a presença de miomas. A imagem mostra o tamanho e o local em que estão os miomas e se eles estão distorcendo a cavidade uterina. Raramente é necessário.

Tratamento dos miomas

Na maioria dos casos, os miomas não exigem tratamento. Se a mulher não apresenta nenhum sintoma, nem problemas de fertilidade, um exame periódico é suficiente para mostrar alguma mudança significativa no tamanho dos miomas. O exame é necessário se uma gravidez estiver sendo planejada, já que os miomas podem crescer e afetar o processo. Mesmo quando a mulher é infértil, a presença de miomas pode ser apenas coincidência. A cirurgia só é necessária depois de uma avaliação de outros fatores que possam estar causando infertilidade.

Mulheres com miomas uterinos podem ficar sensibilizadas pelo fato de o problema afetar seus órgãos reprodutivos. É importante lembrar que a feminilidade não está ligada a um órgão específico. Mulheres que sofreram abortos por causa de miomas podem sentir-se culpadas ou ansiosas antes de outra gravidez. Quando as pacientes se deparam com a possibilidade de perder o útero, é comum que elas sintam tristeza e raiva, especialmente as que desejam ficar grávidas. É importante que a mulher discuta esses sentimentos com seu médico para que alternativas à cirurgia sejam analisadas. Também é aconselhável buscar o apoio dos familiares, amigos e de grupos de ajuda mútua.

Os análogos do GnRH são medicamentos que interrompem os sinais hormonais cerebrais que resultam na produção de estrógeno pelos ovários e, por isso, podem ser usados para reduzir o tamanho dos miomas. Quando a terapia é descontinuada, os miomas geralmente voltam ao tamanho anterior em um período de três a seis meses. Esses análogos do GnRH produzem sintomas parecidos aos da menopausa, como fogachos, secura vaginal, alteração do humor e às vezes osteoporose. Por isso, esse tipo de medicamento não pode ser usado por muito tempo.

Em combinação com suplementos de ferro, os análogos do GnRH podem diminuir a anemia causada pelos sangramentos vaginais, o que permite que a paciente possa estocar o próprio sangue antes da cirurgia, ou mesmo evitar uma transfusão. Seu uso pode também facilitar eventuais procedimentos cirúrgicos (miomectomias) por diminuírem o sangramento operatório.

Remoção cirúrgica dos miomas

Miomas muito grandes, que crescem muito rápido ou causam sintomas intensos, requerem cirurgia. A remoção apenas dos miomas, sem a retirada do útero, é chamada de miomectomia. Hoje há várias opções de cirurgia. Na maioria dos casos, o tamanho e a localização dos miomas é que determinam o procedimento mais adequado. Os de tamanho menor podem ser retirados por meio de técnicas menos invasivas, como histeroscopia ou laparoscopia. Miomas múltiplos, grandes demais ou difíceis de serem manuseados com frequência requerem uma laparotomia.

Na laparotomia, o médico faz uma incisão na parede do abdômen para remover os miomas do útero. São necessárias de quatro a seis semanas para a recuperação completa. Depois que se faz a cirurgia, é preferível que a mulher passe por uma cesariana, caso venha a ter filhos, porque a parede muscular do útero pode se enfraquecer com a retirada dos miomas. As duas maiores preocupações em relação à miomectomia são minimizar a perda de sangue e prevenir aderências induzidas cirurgicamente, que podem comprometer a fertilidade. É preciso considerar vários fatores antes de optar pela miomectomia, já que existe o risco dos miomas reincidirem, ou da cirurgia causar aderências que comprometam a fertilidade. Exames como histerossalpingografia ou uma laparoscopia podem ser necessários para avaliar complicações pós-operatórias.

Pequenos miomas submucosos (presentes dentro da cavidade uterina) podem ser removidos com a histeroscopia. O médico insere um histeroscópio pelo canal cervical até o útero. Instrumentos que passam por dentro do canal do histeroscópio retiram os miomas. Em geral a mulher pode voltar para suas atividades em dois dias. Complicações são raras.

Em alguns casos, a laparoscopia pode ser usada para remover miomas que estejam na parte de fora da parede do útero. Durante o procedimento, um laparoscópio é inserido por uma pequena incisão próxima ao umbigo e duas pequenas incisões perto da virilha; instrumentos cirúrgicos especiais retiram os miomas. O tempo de recuperação é de uma semana. Duas novas técnicas, denominadas miólise e embolização, em que os miomas são destruídos por eletrocirurgia ou por obstrução de sua circulação sanguínea, também podem ser utilizadas. É possível que no futuro essas técnicas sejam alternativas para o tratamento com miomectomia ou histerectomia.

Quando os miomas são muito grandes e sintomáticos e a mulher não pensa em ter filhos, a retirada cirúrgica do útero pode ser indicada. A histerectomia pode ser vaginal, ou seja, a remoção é feita pela vagina, ou pode ser feita por laparotomia, por via abdominal. O tempo de recuperação pode variar de duas a seis semanas.

A embolização é um método pouco invasivo. É realizado um bloqueio intencional das artérias que nutrem os miomas, provocando, dessa maneira, a sua isquemia e morte. Com anestesia local, um cateter muito fino é introduzido na virilha por meio de punção da artéria femoral. Mediante visão fluoroscópica gerada por um equipamento de angiografia digital, o cateter é conduzido até as artérias uterinas. Nesse local são injetadas pequenas esferas de gelatina com tamanho ao redor de 500 nanômetros, até entupir os ramos que levam sangue para os miomas.

Endometriose e fertilidade

A endometriose é uma doença comum entre as mulheres em idade reprodutiva. Ela acontece quando o tecido endometrial, que reveste a camada interna do útero, aparece fora da cavidade uterina. Esse tecido fora de lugar pode se implantar e crescer em qualquer área da cavidade abdominal, ou raramente em locais mais distantes, como a área do umbigo ou os pulmões. O tecido pode crescer em pequenos pedaços, chamados de implantes, em nódulos mais espessos e penetrantes, ou ainda formar coleções líquidas (cistos) nos ovários chamados de endometriomas.

A endometriose é imprevisível. Algumas mulheres têm alguns implantes isolados que nunca crescem, enquanto em outras a doença se espalha por toda a região pélvica. A endometriose irrita os tecidos em volta e pode produzir cicatrizes em forma de teia que são

Causas da endometriose

Há várias teorias que explicam como a endometriose começa. Uma delas é a menstruação retrógrada, um fluxo menstrual que vai para o lado errado, ou seja, para as tubas uterinas, em direção à pelve. De acordo com essa teoria, as células endometriais se implantam nos ovários e em outras áreas da cavidade abdominal. Há fundamentos para essa tese, porque mulheres com defeitos no sistema genital que não permitem a saída normal da menstruação têm chances aumentadas de desenvolver endometriose. No entanto, o fluxo retrógrado também tem sido encontrado em mulheres que nunca chegaram a ter a doença. Portanto, é provável que haja outros mecanismos envolvidos. Outra explicação possível diz respeito às mudanças súbitas no sistema imunológico, que é responsável por combater células anormais e bactérias. A menstruação retrógrada poderia atrapalhar a capacidade do organismo de se livrar das células endometriais lançadas para a cavidade pélvica. Isso poderia resultar na implantação e no crescimento de tecidos residuais do endométrio. Estudiosos têm registrado diferenças em várias células e substâncias químicas associadas ao sistema imunológico em mulheres com endometriose. Mulheres que têm irmãs ou mãe com a doença têm chances maiores de desenvolvê-la. Portanto, há fatores genéticos envolvidos. Se esses fatores estão relacionados a mudanças no sistema imunológico, isso ainda não se sabe. Apesar de décadas de pesquisas, as razões que levam algumas mulheres a terem a doença ainda não são totalmente conhecidas.

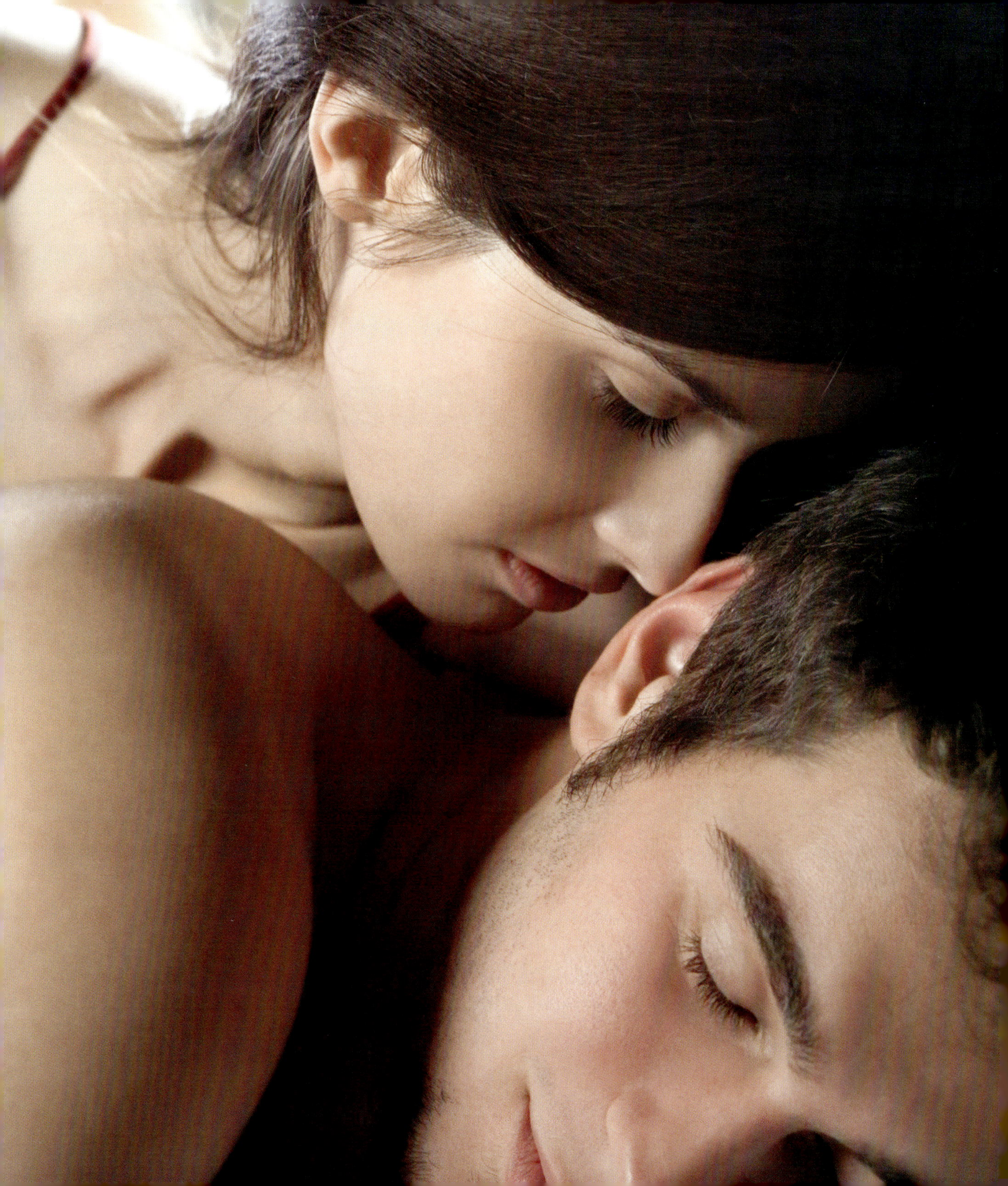

Endometriose

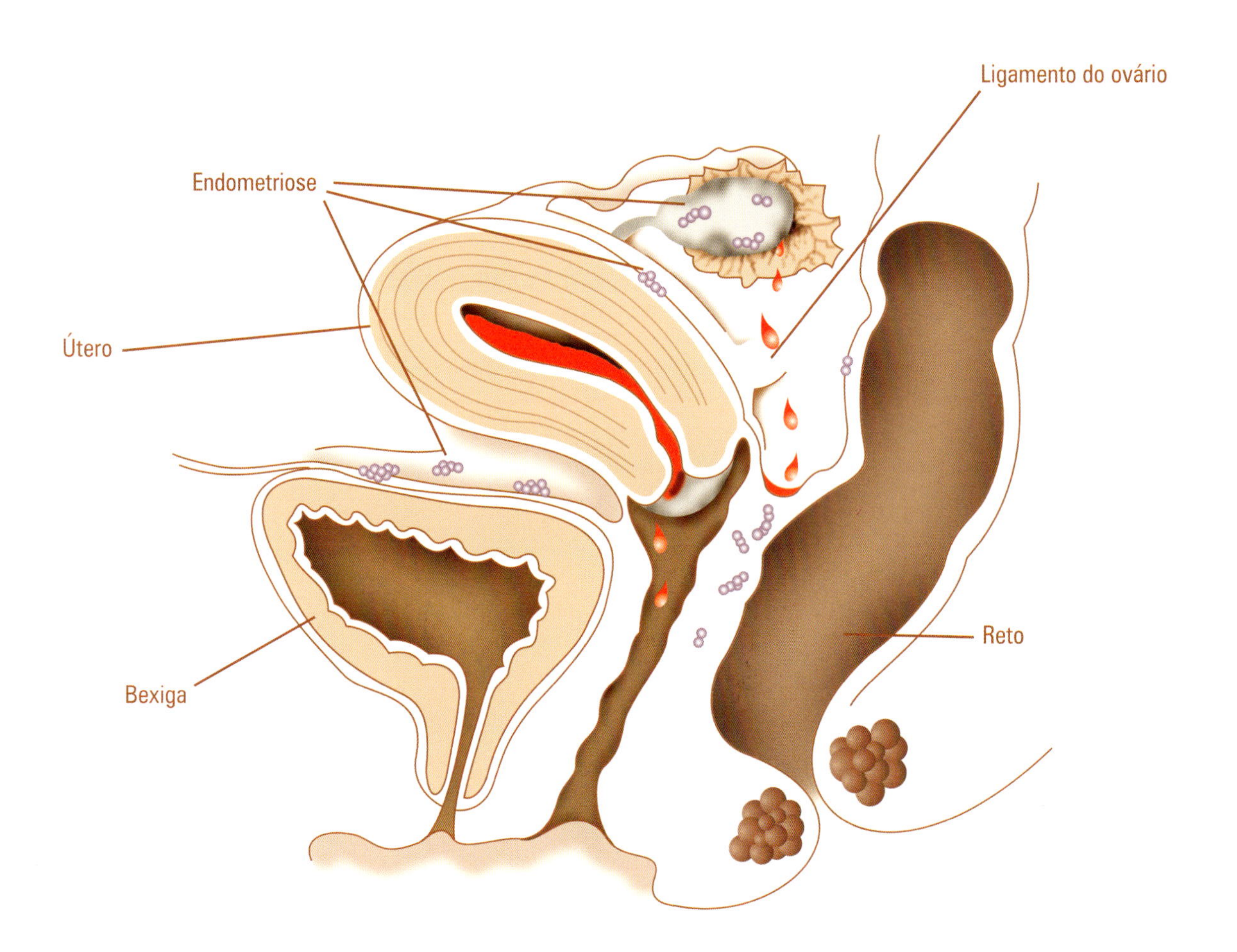

chamadas de aderências. Esse tecido cicatrizado pode cobrir qualquer órgão da pelve; às vezes ele recobre inteiramente todos os órgãos pélvicos. Muitas mulheres com endometriose não apresentam sintomas. Na verdade, o problema geralmente é diagnosticado em cirurgias na região pélvica por outros motivos. No entanto, algumas mulheres com endometriose podem sofrer de cólicas menstruais fortes, dor durante as relações sexuais e infertilidade, além de outros sintomas. A endometriose comumente é tratada com medicamentos. A cirurgia, de modo geral, tem como objetivo preservar a fertilidade. Mas algumas pacientes podem ter sintomas tão graves e a doença pode atingir um estágio tão avançado que o útero e os ovários têm de ser removidos. Felizmente, para a grande maioria das pacientes, esse tipo de cirurgia não é necessária.

Muitos especialistas acreditam que a endometriose é mais comum em mulheres que nunca ficaram grávidas. Por essa razão, o problema às vezes é chamado de "doença da mulher executiva", porque as mulheres que trabalham muito acabam adiando a gravidez. Mas a endometriose não pode ser assim generalizada. Às vezes, ela afeta mulheres que já tiveram filhos e até adolescentes.

Como é a endometriose?

Os implantes recentes parecem pequenos pedaços, ou manchas, de cor avermelhada ou azul-escura, espalhados na superfície pélvica. Esses pequenos pedaços se transformam em tecidos cicatrizados ou desaparecem espontaneamente após alguns meses. A endometriose pode invadir o ovário e produzir cistos cheios de sangue, chamados endometriomas. Com o tempo, o sangue escurece e fica marrom. Quando o cisto atinge esse ponto, geralmente é descrito como um "cisto de chocolate". Ele pode ser pequeno como uma ameixa ou maior que uma laranja. Dores súbitas podem ocorrer quando cistos grandes sangram ou se rompem. O líquido derramado pode causar inflamações posteriores e o desenvolvimento de cicatrização nos tecidos, denominadas de aderências.

Em alguns casos, esses grupos de tecidos cicatriciais (aderências) podem envolver o útero, as tubas uterinas, os ovários e até os intestinos. O tecido endometrial pode crescer e se espalhar para as paredes do intestino ou para o tecido que separa o reto da vagina (septo retovaginal). Quando o tecido endometrial cresce profundamente na parede do útero, ele é chamado de adenomiose, o que torna o útero levemente aumentado, avermelhado, amolecido e sensível. Ocasionalmente, o tecido endometrial pode também invadir a parede da bexiga. Apesar de poder invadir tecidos vizinhos, a endometriose não é um câncer, e é muito raro um câncer se desenvolver nos tecidos da endometriose.

Sintomas da endometriose

As cólicas, ou dismenorreia, podem ser sintomas de endometriose. A dismenorreia primária, que ocorre nos primeiros anos de menstruação e tende a diminuir com o tempo ou após a gravidez, geralmente não tem nada a ver com a doença. A dismenorreia secundária, que ocorre mais tardiamente e aumenta com a idade, essa sim pode ser um sinal de endometriose.

As cólicas menstruais são causadas por contrações nos músculos uterinos estimuladas pelas prostaglandinas secretadas pelo tecido endometrial. Essas contrações favorecem a expulsão do fluxo menstrual. Quando as prostaglandinas são lançadas durante a menstruação diretamente nos ovários ou em outro lugar, as dores podem se tornar mais intensas, pois os tecidos pélvicos são sensíveis ao seu efeito.

A maioria das mulheres que sofrem de dismenorreia não tem endometriose. Um ponto curioso é que o grau de dor não indica a severidade da doença. Algumas mulheres, por exemplo, têm uma endometriose bem espalhada e grave e não sentem nenhuma dor. O contrário também é verdadeiro, pois às vezes as pacientes sentem dores muito fortes e têm uma endometriose mínima.

Há dois tratamentos para aliviar as cólicas associadas à endometriose: pílulas anticoncepcionais, que bloqueiam a ovulação e a produção de progesterona, além de reduzir a formação de prostaglandinas, eliminando assim a dor, e os inibidores da prostaglandina, como ibuprofeno, naproxeno e aspirina, que são bastante usados. Embora diminuam a dor, esses produtos não agem sobre o tecido endometrial fora de lugar, portanto não curam a doença. Uma mulher com endometriose pode notar que a doença progrediu porque sua menstruação está ficando mais dolorida ou a dor começa antes e dura mais tempo.

A endometriose pode causar dores durante a relação sexual, o que é chamado de dispareunia. Os movimentos da penetração podem fazer doer um ovário que esteja cercado com tecido cicatrizado na parte superior da vagina, ou um nódulo em um dos ligamentos uterossacrais. Ancorados perto da parte superior da vagina, esses ligamentos mantêm o útero no lugar, unindo a parte mais baixa do útero e do canal cervical ao sacro, um osso triangular que fica na base da espinha. A dispaurenia também pode ser resultado de implantes endometriais sensíveis na base da pelve, perto da parte superior da vagina.

Muitas mulheres com endometriose não têm sangramentos. Mas, em alguns casos, a doença provoca sangramentos vaginais em intervalos irregulares. A endometriose pode migrar para o intestino, para a parede da bexiga ou para cicatrizes cirúrgicas. Raramente esses implantes podem lançar sangue na bexiga ou no intestino durante o ciclo menstrual.

A infertilidade é um dos sintomas e, muitas vezes, uma consequência da endometriose.

Consequências da endometriose

Em alguns casos, a infertilidade é um dos sintomas, e muitas vezes uma consequência da endometriose. No entanto, outros fatores, como espermatozoides de baixa qualidade ou problemas na ovulação, também podem estar envolvidos. Algumas mulheres com endometriose são capazes de conceber, enquanto outras podem tornar-se inférteis devido ao problema, quer ele atue isoladamente ou em conjunto com outros fatores. A endometriose pode atrapalhar a concepção de várias formas. Quando atinge a pelve, por exemplo, pode inflamar e se espalhar, formando aderências. Grupos de tecidos cicatriciais podem envolver os ovários, as tubas uterinas e os intestinos. As aderências podem afetar a liberação de óvulos pelos ovários ou fazer com que as tubas não consigam captá-los.

Estudiosos estão investigando outras ligações possíveis entre a endometriose e a infertilidade. Mesmo implantes que estão localizados longe das tubas e dos ovários podem causar infertilidade, e há evidências de que algo, provavelmente as prostaglandinas ou outras substâncias, produzido por esses implantes possa interferir na ovulação, na entrada dos óvulos nas tubas e na fecundação. Estudos têm mostrado que o risco de aborto é maior em mulheres com endometriose não tratada do que em mulheres sem a doença. O risco não parece continuar quando a mulher é tratada. O motivo desse risco não é conhecido, mas é possível que algumas substâncias encontradas no fluido abdominal de mulheres com endometriose sejam tóxicas para o embrião. Possíveis mudanças no sistema imunológico também podem ser a causa.

Diagnóstico da endometriose

O diagnóstico da endometriose não pode ser feito apenas pela análise dos sintomas. O médico deve desconfiar da doença se a mulher tiver problemas de infertilidade, cólicas menstruais fortes ou dor durante as relações sexuais. No entanto, muitas mulheres com o problema não manifestam nenhum sintoma. Alguns achados no exame pélvico podem fazer com que o médico suspeite de endometriose. Um sinal forte é a presença de nódulos sobre o ligamento uterossacral, que o médico pode sentir durante um exame vaginal e retal. Os nódulos são sempre sensíveis ao toque. Um ovário aumentado pode indicar a doença, especialmente se o médico perceber que ovário está fixo na posição. Ocasionalmente, os implantes podem ser visíveis na vagina ou no canal cervical. Um médico pode suspeitar de endometriose baseando-se também no histórico da paciente, mas é preciso fazer outros exames.

A laparoscopia, um procedimento cirúrgico que permite ao médico ver a parte interna da pelve e checar os órgãos reprodutivos, pode detectar a endometriose. Muitos médicos confirmam o diagnóstico com o exame. Na verdade, como a endometriose geralmente é assintomática, muitos incluem a laparoscopia no processo de diagnóstico de mulheres com infertilidade. Durante o exame, um telescópio fino é inserido na cavidade abdominal por meio de uma pequena incisão perto do umbigo. Olhando pelo laparoscópio, o cirurgião consegue ver a superfície do útero, as tubas uterinas e outros órgãos. O médico pode, então, confirmar a presença da endometriose e verificar sua extensão. Um pequeno pedaço de tecido pode ser removido para ser analisado no microscópio durante o exame, o que é chamado de biópsia.

Score da endometriose

A quantidade de endometriose é classificada com um *score* numérico durante a laparoscopia. O *score* é baseado na profundidade da doença na camada que reveste a pelve, nos ovários e nas tubas uterinas, e na quantidade de aderências presentes na pelve. A doença pode ser classificada por estágios: mínima, leve, moderada e grave. Um *score* de 1 a 15, por exemplo, indica um comprometimento mínimo ou leve. Um *score* superior a 15 indica um comprometimento de moderado a grave. O sistema é útil para determinar qual tratamento é mais indicado.

Em alguns casos, o médico pode decidir tratar a endometriose durante a própria laparoscopia. Se isso ocorrer, podem-se inserir alguns instrumentos durante o exame. O cirurgião deve drenar o excesso de líquido, cortar o tecido cicatrizado ou queimar ou vaporizar o tecido endometriótico com laser. Também durante a laparoscopia, observa-se a saída das tubas uterinas injetando-se um corante pelo canal cervical até o útero. Se as tubas estiverem abertas, o corante irá passar por elas e sair.

Em casos especiais, o médico pode usar métodos de imagem, como ultrassom, tomografia computadorizada ou ressonância magnética, para ter mais informações sobre a extensão da doença. Esses procedimentos podem detectar cistos ou líquido entre os ovários e são geralmente feitos em hospitais ou centros especializados em imagem.

Estudos recentes têm indicado que as mulheres com endometriose apresentam no sangue níveis altos de uma substância chamada CA125. Pesquisas indicam que eles aumentam conforme a doença se agrava. Infelizmente, esse exame não é específico e pode ser positivo em outras doenças, como miomas, infecções, cirurgias recentes e câncer. Além disso, nem todas as mulheres com endometriose tem o exame CA125 positivo, especialmente aquelas que estão no estágio leve.

Tratamento da endometriose

O médico irá considerar todos os sintomas achados no exame físico, resultados de exames e os objetivos e preocupações da paciente antes de iniciar a terapia. Portadoras de endometriose com poucos sintomas ou nenhum podem não precisar de tratamento. Pequenos implantes endometriais frequentemente se mantêm estáveis ou mesmo desaparecem com o tempo. Medicamentos hormonais, cirurgia ou ambos podem ser prescritos. Os médicos devem alertar as pacientes a continuar com seus planos de engravidar. Muitos acreditam que a gravidez inibe o crescimento da endometriose e a faz regredir.

O objetivo do tratamento hormonal é estimular a gravidez ou a menopausa, duas condições naturais conhecidas por inibir a doença. Com ambos os tratamentos, o endométrio normal deixará de ser estimulado e não haverá crescimento durante os ciclos mensais, e a menstruação por sua vez irá cessar. O crescimento do tecido endometrial em lugares errados geralmente acaba sendo suprimido.

Para simular o ambiente hormonal da gravidez, o médico pode prescrever pílulas anticoncepcionais num padrão diferente. Geralmente, a mulher passa a tomar a pílula continuamente, sem fazer as pausas para sangrar. Se houver sangramentos esparsos, a dose pode ser aumentada para duas ou três pílulas por dia. O aumento da dose pode causar náusea, retenção de líquidos e sangramentos vaginais irregulares.

Como contraceptivos, as pílulas anticoncepcionais são administradas uma vez ao dia durante três semanas por mês, com uma semana de descanso. Muitos médicos acreditam que essa forma de usar as pílulas também pode prevenir a evolução da endometriose, embora essa teoria não tenha sido comprovada.

No Brasil presume-se, segundo estatísticas baseadas em dados do IBGE, que o número de mulheres em idade fértil portadoras de endometriose seja de 5 milhões de pacientes.

O derivado de hormônio danazol é um medicamento que pode ser usado para tratar a endometriose. Durante o tratamento, os níveis de estrógeno caem e ficam similares aos da menopausa. Esse estado é chamado de pseudomenopausa. Acredita-se que o danazol interfira na produção de hormônios no cérebro que permitem a ovulação, atingindo assim os implantes endometriais. O danazol é similar aos hormônios masculinos e possui efeitos colaterais, que podem incluir voz grave, crescimento anormal de pelos, diminuição dos seios, retenção de líquidos, ganho de peso, acne, sangramentos vaginais irregulares e cólicas, razão pela qual tem sido pouco utilizado atualmente. O danazol controla a dor na maioria das pacientes e pode eliminar os focos pequenos de endometriose. Infelizmente, os cistos grandes são resistentes à droga. Trata-se de um medicamento caro que é normalmente prescrito por seis ou mais meses e está associado a uma alta incidência de efeitos colaterais.

O análogo do GnRH faz parte da nova classe de hormônios usados para tratar a endometriose. Após algumas semanas de tratamento, o uso provoca a diminuição dos hormônios pituitários que fazem o ovário produzir estrógeno. Os níveis desse hormônio caem como na menopausa, a ovulação não ocorre, o endométrio não cresce e não ocorre a menstruação. Isso resulta num estado denominado menopausa reversível. Essas drogas podem causar efeitos colaterais como fogachos, secura vaginal e perda de cálcio dos ossos. A medicação geralmente é administrada de três a seis meses e pode ser tomada diariamente, em injeções mensais ou na forma de spray nasal. Os cistos, ou endometriomas, também costumam ser resistentes ao tratamento com análogos do GnRH.

Alguns médicos utilizam progestágenos para tratar a endometriose. Progestágenos são drogas sintéticas semelhantes à progesterona, prescritas em pílulas ou injeções. Os efeitos colaterais são retenção de líquido, alterações de humor e sangramentos vaginais irregulares, entre outros. Eles são mais baratos que os outros medicamentos. É bom lembrar que a forma injetável pode continuar inibindo a fertilidade por tempo indeterminado depois que o tratamento é descontinuado.

Tratamento cirúrgico

Os medicamentos podem controlar dores leves ou moderadas, mas não são capazes de remover tecidos cicatrizados. A cirurgia para remover aderências, implantes ou endometriomas pode ser necessária para aliviar a dor e contribuir para a fertilidade. Mesmo assim, pode ser impossível erradicar toda a endometriose, e às vezes é necessário continuar com uma terapia medicamentosa. Como foi descrito anteriormente, a laparoscopia pode ser usada como instrumento terapêutico. Por exemplo, pode-se drenar líquidos, e as pequenas lesões podem ser destruídas com laser ou corrente elétrica. Cirurgias maiores podem ser necessárias quando o tecido cicatricial é espesso ou envolve estruturas delicadas.

Algumas pacientes precisam de uma combinação de cirurgia e medicamentos. Se uma mulher infértil com endometriose falha ao tentar conceber depois do tratamento, deve-se tentar a fertilização *in vitro*. Mesmo mulheres com doença avançada, que possuem os ovários cercados por aderências, são candidatas à fertilização *in vitro*. Enquanto a maioria das mulheres melhora com os tratamentos, de 20 a 50 por cento das pacientes apresentam sinais e sintomas de recorrência cinco ou até dez anos após a conclusão do tratamento.

Em um pequeno número de pacientes que não tem sucesso com nenhum tratamento e que já constituiu família, os ovários podem ser removidos para aliviar as dores persistentes. O útero também pode ser removido nesses casos (histerectomia). Remover os dois ovários diminui as chances de recorrência, embora o procedimento deixe a mulher com déficit de estrógeno. Pode ser preciso fazer uma reposição hormonal. A recorrência da endometriose durante a reposição é extremamente baixa, e os benefícios do hormônio geralmente são maiores do que os riscos potenciais.

Apesar das estatísticas sobre a possibilidade da gravidez curar a endometriose ainda não serem conclusivas, muitos especialistas têm observado que a doença geralmente regride durante a gestação. Os médicos acreditam que o ambiente hormonal produzido na gravidez inibe a doença. O problema pode voltar depois. Por outro lado, muitas mulheres com endometriose têm dificuldade de engravidar.

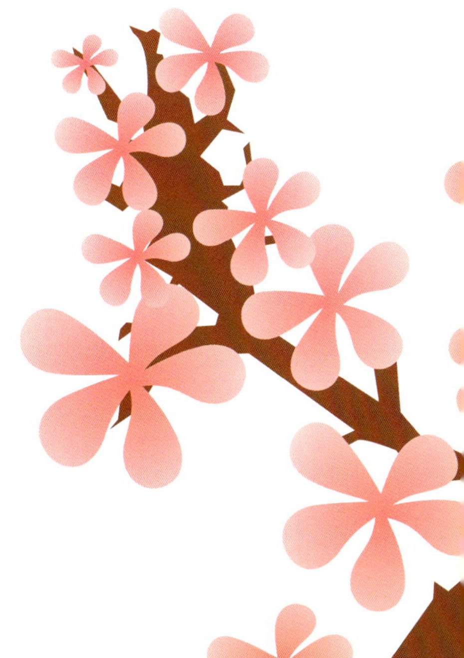

Implicações psicológicas

A endometriose é uma doença que afeta o estado emocional da mulher. A dor pode ser debilitante para algumas, afetando o trabalho e os relacionamentos. As relações sexuais podem ser dolorosas, e algumas mulheres chegam a perder o interesse no sexo para evitar o desconforto. Os tratamentos hormonais também podem afetar o desejo sexual ou causar efeitos colaterais como depressão. O apoio da família, do parceiro e dos amigos é muito importante para as mulheres que sofrem de endometriose.

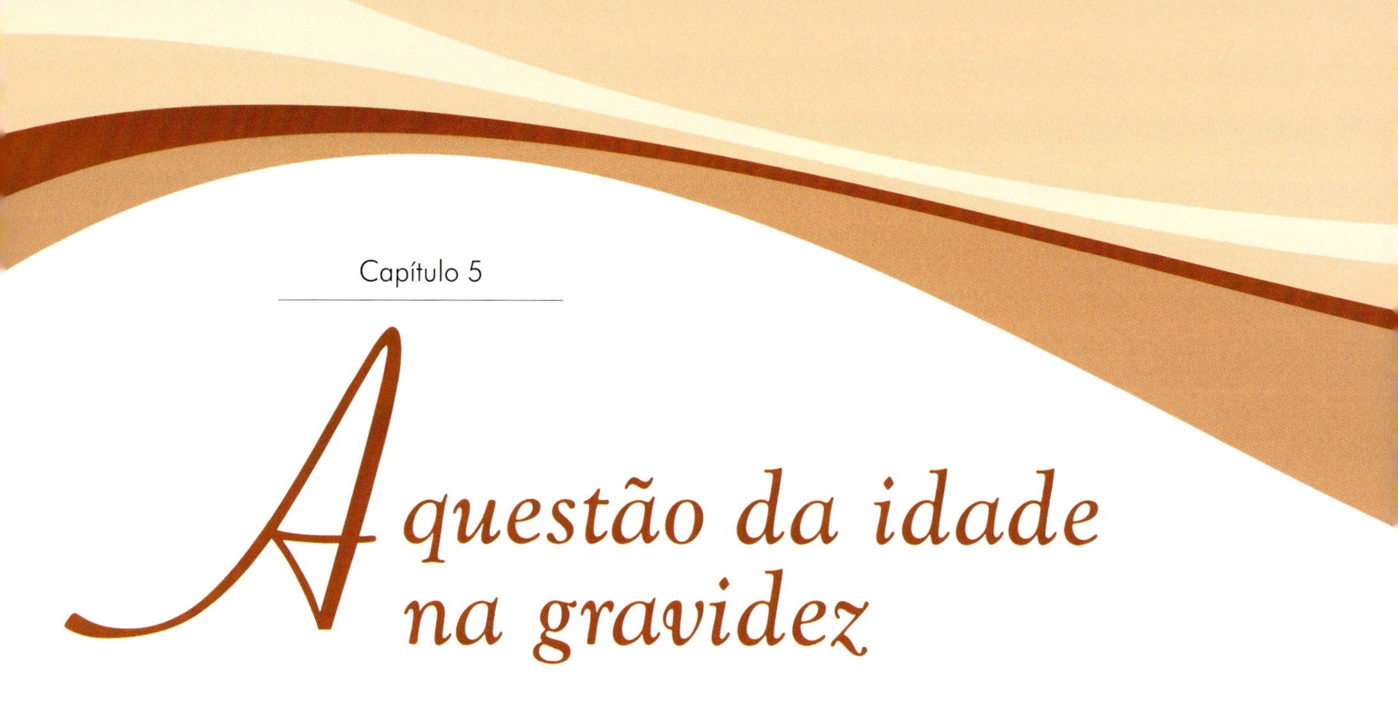

Capítulo 5

A questão da idade na gravidez

Adiar a gravidez é algo que se tornou muito comum entre as mulheres hoje em dia. O número de mulheres que têm o primeiro filho entre 30 e 40 anos está aumentando cada vez mais. Isso está ligado a muitos fatores, como o desejo de firmar-se na carreira antes de constituir uma família, a espera por um relacionamento estável, por estabilidade financeira ou mesmo a dúvida entre ter ou não ter filhos. As informações divulgadas na imprensa sobre os avanços das técnicas de reprodução assistida também têm encorajado as mulheres a adiar a decisão de gerar um bebê, o que nem sempre é positivo. É importante que as mulheres saibam que a idade afeta a capacidade de obter e manter uma gravidez sem percalços. Também é importante estar consciente dos possíveis testes e tratamentos que podem e devem ser feitos em mulheres que decidem ter filhos com mais idade.

Fertilidade após os 40 anos

É fato que a fertilidade é algo que vai diminuindo ao longo dos anos. Estima-se que as chances de uma mulher de 30 anos engravidar em um determinado mês sejam de 20 por cento, enquanto aos 40 anos seriam de apenas 5 por cento. Mesmo com técnicas avançadas, como a fertilização *in vitro*, a fertilidade mostra-se diminuída e as chances de aborto aumentam. Há várias explicações para essa mudança, inclusive alterações nos ovários e na capacidade de produzir óvulos de qualidade.

A idade não afeta apenas as mulheres. Os homens também perdem parte de sua capacidade reprodutiva com a idade, apesar de a mudança não ser tão abrupta como acontece com o sexo feminino, por causa da menopausa. O testículo tende a ficar ligeiramente menor com o tempo, assim como o formato e a mobilidade dos espermatozoides também tendem a declinar. Há ainda uma leve redução dos níveis de testosterona (o hormônio responsável pelas características masculinas), o que pode afetar a libido e a ereção. Tudo isso acontece não apenas pela idade em si, mas também por problemas de saúde que podem aparecer na idade madura. Apesar dessas mudanças, muitos homens com 60 e 70 anos continuam gerando filhos com parceiras mais novas. Se há algum problema de libido ou nas ereções, é possível buscar tratamento especializado.

Problemas de saúde

Por volta dos 40 anos, a mulher está mais sujeita a desenvolver distúrbios ginecológicos, como infecções pélvicas e endometriose, problemas que afetam a fertilidade, e o parceiro pode ter alguma alteração no esperma. Exames comuns, como a análise de sêmen ou a histerossalpingografia e a laparoscopia, no caso das mulheres, podem ser solicitados para o possível diagnóstico dessas doenças. Apesar dos médicos recomendarem que os casais tentem a gravidez por pelo menos um ano antes de fazer esses exames, as mulheres com mais de 40 devem fazê-los de seis em seis meses.

Embora alguns dos distúrbios causadores da infertilidade possam surgir por volta dos 40 anos, muitas vezes a dificuldade de engravidar ocorre por causa de alterações normais que surgem nos ovários com a idade. O hipotálamo e a hipófise, localizados no cérebro, são responsáveis pelos mecanismos da ovulação e da menstruação regular. O hipotálamo estimula a hipófise a produzir os hormônios FSH (hormônio foliculoestimulante) e LH (hormônio luteinizante). Esses hormônios são secretados na corrente sanguínea e controlam o crescimento dos óvulos (oócitos) e a produção dos hormônios femininos – estrógeno e progesterona – pelos ovários.

A maioria das mulheres tem cerca de 500 mil óvulos em seus ovários na puberdade. Para cada óvulo que amadurece e é expelido (processo denominado ovulação) durante um ciclo menstrual, cerca de mil não amadurecem totalmente e são reabsorvidos pelo organismo. Ao atingir a menopausa, o que ocorre entre 40 e 56 anos, há apenas alguns milhares de óvulos sobrando. Esses óvulos remanescentes geralmente não respondem bem aos sinais de secreção de FSH e LH da glândula pituitária, ou hipófise. Os níveis desses hormônios na corrente sanguínea então aumentam, na tentativa de estimular os ovários. Um nível elevado de FSH no terceiro dia do ciclo menstrual demonstra que o ovário não está respondendo corretamente aos sinais enviados pela pituitária. Essa falta de resposta é sinal indireto de um provável óvulo de má qualidade.

A redução da resposta ovariana ao FSH e ao LH resulta em uma baixa na produção de estrógeno e progesterona pelos ovários. O ciclo menstrual pode ficar mais curto e eventualmente não haverá ovulação, causando uma interrupção na menstruação. Os hormônios estrógeno e progesterona também são fundamentais para o desenvolvimento normal do endométrio, a camada que reveste o útero internamente, local em que o embrião se fixa para se desenvolver. A redução dos níveis desses hormônios com a idade é também outro aspecto que diminui as chances de gravidez.

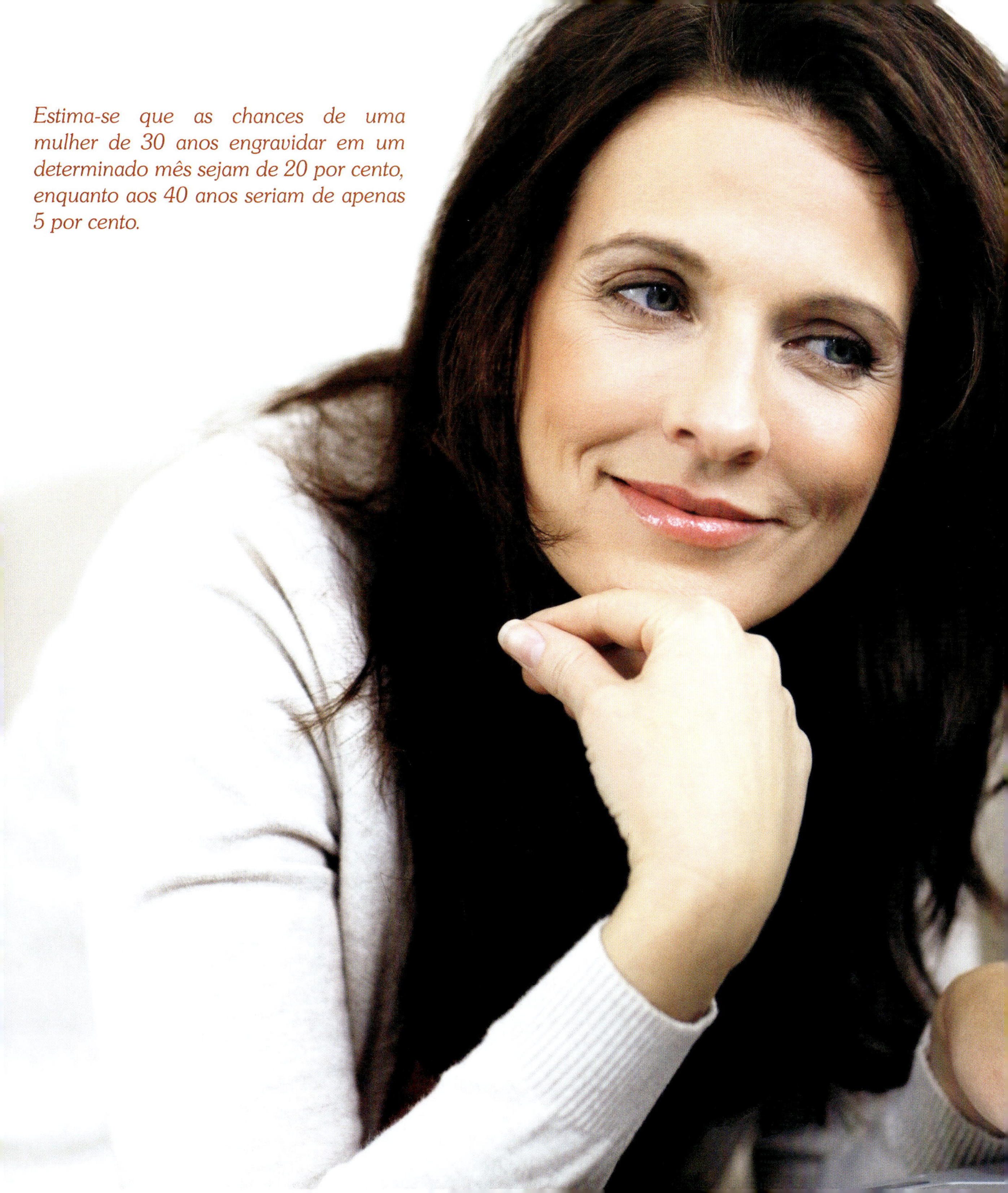

Estima-se que as chances de uma mulher de 30 anos engravidar em um determinado mês sejam de 20 por cento, enquanto aos 40 anos seriam de apenas 5 por cento.

Alterações nos óvulos

Conforme a mulher envelhece, os óvulos remanescentes nos ovários também vão envelhecendo, tornando-se menos suscetíveis à fecundação. A fecundação desses óvulos também está associada a problemas genéticos, como a síndrome de Down, que é comum em filhos de mães mais velhas. Há um aumento constante do risco de problemas no número de cromossomos conforme a idade aumenta. Quando os óvulos com problemas cromossômicos são fecundados, eles são menos propensos a sobreviver e se desenvolver. Por isso, mulheres com mais de 40 anos têm mais chances de sofrer abortamentos.

A causa dessa redução das taxas de gravidez em mulheres com mais de 40 anos está ligada, em parte, ao aumento do número de óvulos com problemas cromossômicos. Quando óvulos são coletados de mulheres com idade em torno de 20 a 30 anos, fecundados e colocados no útero de mulheres com mais de 40 anos, as chances de gravidez são bem maiores do que se essas últimas utilizassem os próprios óvulos. O sucesso da doação de óvulos confirma que a qualidade dos óvulos é a primeira barreira para a gravidez de mulheres mais velhas. Infelizmente, não há nada que elas possam fazer para prevenir a perda de qualidade dos óvulos. Apesar da idade não ser um fator que impeça a mulher mais madura de ter filhos, o tratamento de infertilidade com a doação de óvulos, nesses casos, tem melhores resultados.

Avaliação da infertilidade

Se uma mulher mais madura decide ficar grávida, é importante que se aconselhe com um médico. Se ele identificar qualquer problema que possa afetar suas chances de engravidar, ou se ela estiver tentando por mais de 12 meses, ela deve ser encaminhada para um especialista em infertilidade. As chances de gravidez diminuem com a idade, por isso é recomendável que se façam alguns exames. Muitos dos exames podem ser feitos entre um e três meses, e o tratamento pode ser iniciado logo após a avaliação.

Além dos exames convencionais, um especialista em reprodução pode sugerir um exame de sangue para checar os níveis de FSH e/ou estradiol no início do ciclo menstrual. Os níveis desses hormônios podem sugerir que os ovários estão respondendo menos aos hormônios FSH e LH, que induzem à ovulação. Apesar das taxas de gravidez serem menores em qualquer mulher com mais de 40 anos, as que possuem níveis altos de FSH e/ou estradiol no início do ciclo menstrual têm menos chances. Essas informações podem ajudar as mulheres a decidir se o tratamento com um especialista é válido.

Opções de tratamento

Uma vez feitos todos os exames, o médico vai avaliar quais as possibilidades de tratamento. É importante lembrar que toda opção deve ser levada em conta. Alguns casais decidem que é melhor abrir mão do tratamento e considerar a adoção. Terapias modernas contra a infertilidade têm feito com que um número cada vez maior de mulheres tenha capacidade de engravidar.

Se a causa da infertilidade foi identificada, o médico deve sugerir o melhor tratamento. Mas, às vezes, nenhum problema específico é detectado. Quando a infertilidade é inexplicável ou os tratamentos convencionais falham, terapias avançadas como indução da ovulação com inseminação artificial podem ser a solução. Como em qualquer tratamento, a idade interfere nas chances de gravidez. É recomendável perguntar ao médico quais as chances de sucesso de cada terapia e quantos ciclos de tratamento serão provavelmente necessários.

Doação de óvulos

- As opções de tratamento são limitadas para as mulheres com mais de 40 anos que não foram bem-sucedidas em outras terapias, que têm problemas genéticos ou que apresentam sinais de menopausa. A opção é usar óvulos doados por uma mulher mais jovem. No caso da menopausa precoce, essa é a única opção. O processo para a doação, no Brasil, deve envolver uma doadora desconhecida – não pode ser parente ou amiga (doação anônima). Frequentemente, os casais preferem uma doadora com características físicas parecidas com as da futura mãe. É preciso sentir-se bem com a ideia de utilizar óvulos de outra mulher. Se a mulher ou o homem não aceita a ideia, então é melhor não considerar a opção.
- A opção de receber óvulos doados por uma mulher mais jovem permite às mulheres com mais de 40 anos a oportunidade de vivenciar a gravidez. A criança não será geneticamente ligada à mãe, por isso é preciso considerar as questões éticas, legais, psicológicas e sociais que envolvem a doação. Em geral, há pouca oferta de doadoras, portanto a espera pode ser longa. Casais também vão querer saber como as doadoras foram recrutadas e quais são suas características. Também é importante saber qual o custo médio de um ciclo de tratamento e os índices de sucesso do programa.

Preservação da fertilidade: vitrificação de óvulos

Vida moderna a dois, vida profissional que exige dedicação extrema, potenciais tratamentos que afetarão a fertilidade, realização pessoal... Inúmeros fatores interferem na busca pela maternidade, a vocação natural da mulher, prerrogativa do sexo feminino. Enquanto a maternidade realiza a mulher, as realizações e razões acima colidem frontalmente com a finalidade feminina. Acima dos

30 anos de idade, há a pressão pela gravidez. Pode-se esperar um pouco mais? Hoje é possível a uma mulher postergar sua maternidade. Diria mesmo, quase perenizar sua fertilidade.

Isso se aplica, em especial, àquelas mulheres que não querem ter filhos hoje, como fez, segundo diversas fontes da imprensa e portais de notícias na internet, a atriz norte-americana Jennifer Anniston, que congelou seus óvulos para que a gravidez não interferisse em seus compromissos profissionais. Em casos mais complexos, as mulheres podem ter seu potencial reprodutivo parcial ou totalmente comprometido por causa de tratamentos quimioterápicos, radioterápicos, cirúrgicos (como a retirada dos ovários) e devido a doenças autoimunes, nas quais os medicamentos utilizados podem prejudicar a reserva ovariana. Nesses casos, a vitrificação de óvulos previamente ao tratamento deve ser considerada como alternativa para a preservação da fertilidade.

A verdade é que, apesar da melhoria da saúde da população em geral, a qualidade da fertilidade ainda tem dias contados para a mulher: 35 anos. A partir dessa idade, a capacidade de gerar e conceber cai drasticamente a cada ano, sendo que nos sete a dez anos seguintes, sua qualidade ovariana decresce praticamente a zero. E é exatamente até essa idade que um casal que venha a adotar as modernas práticas da medicina da reprodução tem as melhores chances: uma mulher até os 35 anos já supera a faixa de 52 por cento de sucesso de gravidez por ciclo. Nada mal se considerarmos que um casal fértil, considerado normal, tem não mais de 18 a 20 por cento de chance de conseguir a gravidez por ciclo fértil da mulher.

O congelamento de espermatozoides é conhecido há pelo menos dois séculos, mas é utilizado clinicamente somente há pouco mais de 50 anos. Funciona bem tanto na medicina veterinária como na medicina humana. Com a evolução das técnicas reprodutivas, passou-se a congelar os embriões resultantes das fertilizações *in vitro* para seu reaproveitamento num momento futuro, em outras oportunidades na busca pela gravidez. Isso é feito desde 1984, e recentemente atingiu o ápice com resultados de fertilização similares aos de embriões *a fresco*.

Não existe tempo-limite de congelamento, e à medida que o tempo passa embriões e espermatozoides podem ser descongelados e utilizados. Diversos relatos publicados mostram que o maior tempo que espermatozoides já permaneceram congelados para se obter uma gravidez foi 22 anos. Já para os embriões, o maior tempo de congelamento até agora é 9 anos, com gravidez confirmada. No entanto, quando se chega aos óvulos, nem tudo é tão "simples". Devemos entender que sempre foi difícil congelar os óvulos. Sua estrutura volumosa e delicada dificulta essa aplicação.

Como é a técnica da vitrificação

A partir de 2001, cientistas da Itália, do Canadá e do Japão começaram a utilizar novos procedimentos de congelamento e foram desenvolvendo técnicas com taxas de sobrevivência e gravidez cada vez maiores. Nas técnicas antigas, embriões e óvulos eram congelados lentamente em máquinas sofisticadas que programavam a queda da temperatura durante o congelamento. Os embriões congelados eram então armazenados em botijões de nitrogênio líquido à temperatura de -196ºC. O processo podia durar horas, uma vez que a queda da temperatura era progressiva e lenta. Ao mesmo tempo, durante o congelamento, mesmo com crioprotetores, o óvulo não congelava direito: ou havia a formação de cristais durante o procedimento, destruindo o óvulo, ou havia algum tipo de degeneração que produzia um resultado pobre na fecundação e na posterior gravidez. Ou seja, ainda não funcionava adequadamente.

A nova técnica permite o congelamento ultrarrápido e foi batizada de vitrificação, pois durante o congelamento não existe a formação de cristais e o meio permanece transparente e similar ao vidro. Essa técnica demorou um pouco até chegar ao ápice, mas de 2007 para cá os resultados se tornaram expressivos, e o banco de óvulos passou a ser uma realidade. Assim como em outras técnicas de congelamento, o óvulo pode ser armazenado por tempo indeterminado sem perder as características celulares.

Um banco de óvulos é de grande benefício para mulheres e casais. Com ele, jovens mulheres aproximando-se da maturidade reprodutiva – 35 anos, ou quem sabe um pouquinho mais – podem armazenar seus óvulos e adiar a gravidez para seguir uma carreira, estudar ou fazer um tratamento que melhore sua fertilidade. Elas também podem engravidar com mais de 40 anos com seus próprios óvulos, mas com as características e qualidades de quando ele foi armazenado, ainda jovem.

Casais com excesso de óvulos após um tratamento de infertilidade – resultantes da síndrome de hiperestimulação ovariana – que queiram evitar gestação múltipla ou que por motivos religiosos não gostariam de ter seus embriões excedentes congelados, podem armazenar os óvulos em vez dos embriões. Mulheres que vão se submeter a tratamentos de quimioterapia ou radioterapia podem preservar a fertilidade futura armazenando os óvulos mesmo sem ter um parceiro. Por fim, essa técnica atende aos anseios de religiões e do judiciário, pois permite que sejam armazenados apenas gametas (não embriões), que não são considerados “vida”.

Capítulo 6

Estresse e fertilidade

A Organização Mundial da Saúde (OMS) afirma que o estresse é uma "epidemia global". Vivemos em um tempo de enormes exigências de atualização. Somos constantemente chamados a lidar com novas informações. O ser humano se vê, cada vez mais, diante de inúmeras situações às quais precisa se adaptar, como, por exemplo, diante de demandas e pressões externas, vindas da família, além das responsabilidades, obrigações, autocrítica, dificuldades fisiológicas e psicológicas.

A vulnerabilidade individual e a capacidade de adaptação são muito importantes na ocorrência e na gravidade das reações ao processo de estresse. O desenvolvimento do quadro depende tanto da personalidade do indivíduo quanto do estado de saúde em que se encontra (equilíbrio orgânico e mental). Por isso, nem todos desenvolvem o mesmo tipo de resposta diante dos mesmos estímulos.

Estilo de vida, experiências passadas, atitudes, crenças, valores, doenças e predisposição genética são fatores que influenciam bastante o desenvolvimento do processo de estresse. O risco de um estímulo estressante gerar uma doença é aumentado se estiver associado a exaustão física ou a fatores orgânicos. O médico e cientista Hans

Selye transpôs o conceito de estresse da física para a medicina e a biologia, e o dividiu didaticamente em três fases interdependentes. Com esse conceito de interpretação dos distúrbios psicossomáticos, o processo de estresse, segundo ele, acontece, por exemplo, quando o indivíduo se depara com um estímulo estressante.

Fases do estresse

Fase 1 – Fase de alarme
Fase 2 – Fase de resistência intermediária ou de estresse contínuo
Fase 3 – Fase de exaustão ou de esgotamento

Diante de um ou mais estímulos estressantes, o indivíduo entra na primeira fase do estresse, denominada *fase de alarme*. Nessa fase, o organismo como um todo entra em estado de alerta para se proteger do perigo percebido.

Estímulos estressantes, segundo Hans Selye

- Emprego novo muito desejado ou promoção
- Desejo de aprovação social
- Falta de tempo para lazer
- Trânsito caótico
- Nova paixão ou beijo muito esperado
- Contas a pagar
- Salário congelado
- Intensa competição
- Ameaça de um predador
- Mudança súbita e ameaçadora na posição social e/ou nas relações do indivíduo
- Ameaça à segurança ou à integridade física e emocional da própria pessoa ou da pessoa por ela amada
- Vida afetiva em desequilíbrio
- Conflito prolongado
- Guerra, acidente, assalto, sequestro ou estupro
- Catástrofe natural
- Injeções de proteínas estranhas ao organismo
- Frio intenso
- Anestesia e/ou cirurgia

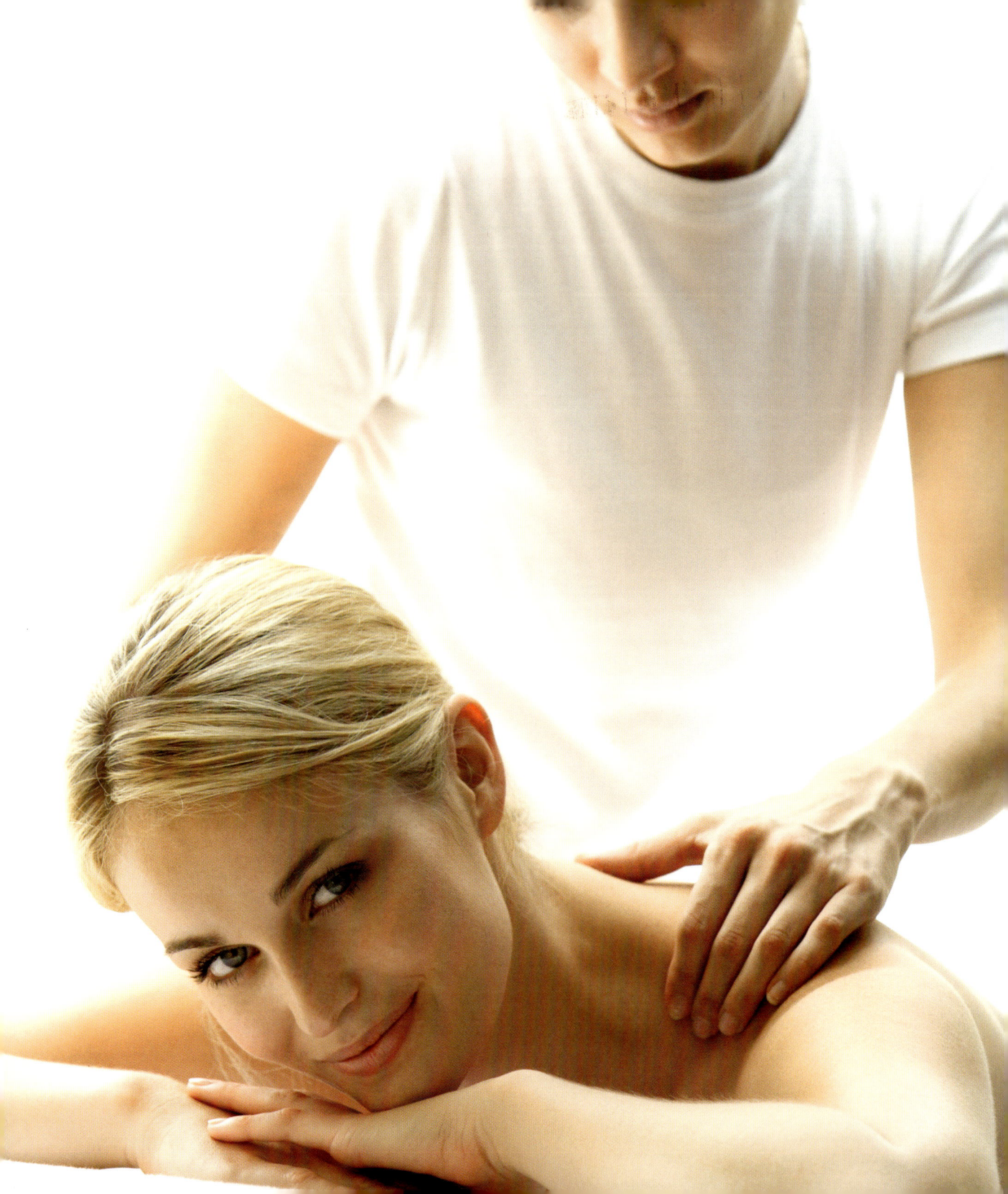

Caso o indivíduo consiga lidar com o estímulo estressante, eliminando-o ou aprendendo a trabalhá-lo, o organismo volta à sua situação básica de equilíbrio interno (homeostase) e continua sua vida normal. Mas se, ao contrário, o estímulo persistir, sendo entendido como estressante, e o indivíduo não conseguir encontrar uma forma de se reequilibrar, ocorrerá uma evolução para as outras duas fases do processo de estresse. Na segunda fase, denominada *fase de resistência intermediária* ou *estresse contínuo*, persiste o desgaste necessário à manutenção do estado de alerta. O organismo continua tentando se ajustar à situação em que se encontra.

Com a persistência de estímulos estressantes, o indivíduo entra na terceira fase, denominada *fase de exaustão ou esgotamento,* em que há uma queda na imunidade e o surgimento da maioria das doenças.

Segundo Selye, o estresse é o resultado do fato de o homem ter criado uma civilização que ele próprio não mais consegue suportar. Ele foi o primeiro a enfatizar os sinais e os sintomas gerais do estresse. O homem pré-histórico já sofria com o estresse; apresentava respostas diante de adversidade, como mudança de temperatura, animais ferozes a enfrentar, etc. Tais respostas favoreciam a fuga diante dessas situações. Hoje é diferente: no trabalho, quando aparece um problema, a pessoa não pode correr; tem de enfrentá-lo de alguma forma.

Reações corporais desenvolvidas na fase 2 do estresse

- Redução da resistência do organismo em relação a infecções.
- Sensação de desgaste, provocando cansaço e lapsos de memória.
- Supressão de várias funções corporais relacionadas ao comportamento sexual, reprodutor e ao crescimento, tais como queda na produção de espermatozoides.
- Redução de testosterona.
- Diminuição do apetite sexual e/ou impotência.
- Desequilíbrio ou supressão do ciclo menstrual.
- Falha na ovulação ou falha no óvulo fertilizado ao dirigir-se para o útero.
- Aumento do número de abortos espontâneos.
- Dificuldades na amamentação.

É importante saber diferenciar o estresse considerado normal, definido por alguns como *eustresse*, do estresse patológico, ou *distresse*. O *eustresse* é uma forma positiva de estresse. Surge mediante uma forma eufórica de alegria e felicidade. O *distresse* é conhecido como uma forma negativa de estresse. Surge quando o organismo não consegue se adaptar a situações novas. O indivíduo não consegue pensar nem reagir de forma positiva. São conhecidas como agentes estressantes as situações que desencadeiam emoções fortes, positivas ou negativas. É importante procurar um médico e conversar com ele sobre essas dificuldades. O tratamento é eficaz e deve ser iniciado quanto antes.

Estresse e sexo

A pessoa dá um duro danado no trabalho, tem de ser competitiva, bem informada e "antenada". A cobrança vem de todos os lados. Ao chegar em casa, as tarefas do dia a dia e as obrigações cotidianas também se impõem. Ainda precisa que sobre tempo para lazer, espiritualidade, prática de exercícios físicos, convívio com o cônjuge e com os amigos... Ufa! Uma frase resume bem o sentimento da pessoa estressada: "Nada está suficientemente bom!".

É verdade! Nossa vida parece ter virado uma maratona: falta tempo e energia para sermos bons em tudo. E como não poderia deixar de ser, a vida sexual também é muito afetada pelo estresse, que parece ter se instalado de vez em nossa vida. Esse sentimento pode ser traduzido como "falta de vontade e/ou disposição para o sexo" ou também como "fazer amor de forma automática, mecânica, a fim de extravasar as energias". Em meio ao estresse, o sexo perde seu caráter lúdico, de intimidade, de entretenimento, de erotismo. Se os casais não atentarem a esse fato tão costumeiro nos dias atuais, podem mergulhar em uma crise.

Pesquisas mostram que todos temos a necessidade de estabelecer relações íntimas com nosso parceiro, e esse impulso vai além da procriação e do prazer sexual. Tanto que, ao contrário do que muitos pensam, sabe qual é nosso principal órgão sexual? É o cérebro, mentor das inúmeras reações fisiológicas que desencadeiam o ato sexual.

A atitude em relação ao sexo e ao parceiro revela muito da personalidade da pessoa. Segundo especialistas, quem faz sexo com o coração aberto tem mais prazer, ao contrário dos mais egoístas, servis ou muito preocupados com seu desempenho.

O sexo também reflete qual postura a pessoa tem em relação à vida, e isso traz consigo sua história, a educação recebida, qual sua situação afetiva com o parceiro, a situação financeira e profissional. Uma pesquisa recente mostrou que os brasileiros praticam sexo de duas a três vezes por semana. A média mensal é de dez relações sexuais. Os búlgaros (quem diria!) são os campeões, com uma média de 15,2 relações por mês. Mas é bom lembrar que quantidade não significa, necessariamente, qualidade.

Reações corporais desenvolvidas na fase 3 do estresse

- Dores vagas
- Taquicardia
- Alergias, psoríase, caspa e seborreia
- Hipertensão
- Diabetes
- Herpes
- Infecções graves
- Problemas respiratórios (asma, rinite, tuberculose pulmonar)
- Intoxicações
- Distúrbios gastrointestinais (úlcera, gastrite, diarreia, náuseas)
- Alteração de peso
- Depressão
- Ansiedade
- Fobias
- Hiperatividade e hipervigilância
- Alterações no sono (insônia, pesadelos, sono em excesso)
- Sintomas cognitivos como dificuldade de aprendizagem, lapsos de memória, dificuldade de concentração
- Bruxismo, o que pode ocasionar a perda de dentes
- Envelhecimento acelerado
- Distúrbios no comportamento sexual e reprodutivo

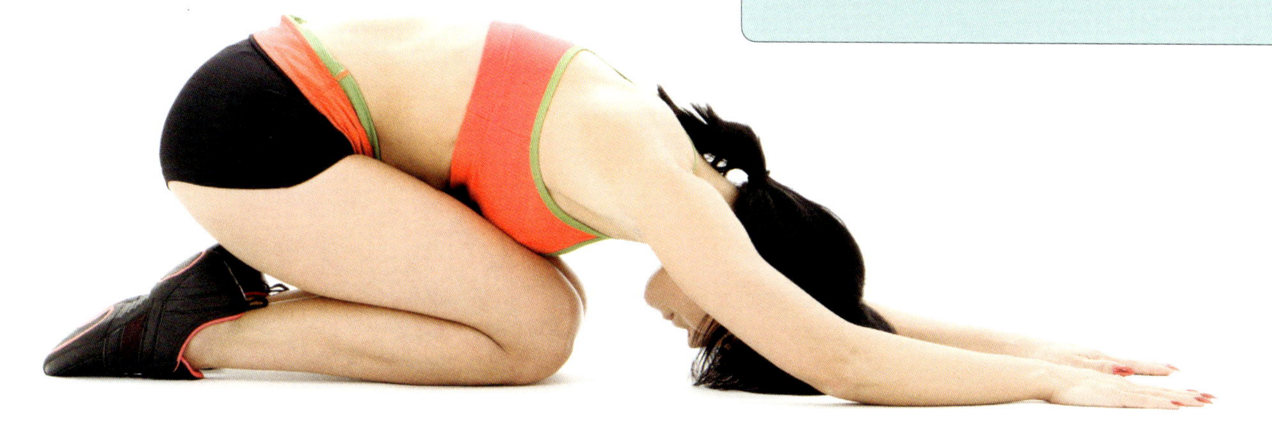

Capítulo 7

A interferência dos hábitos alimentares e comportamentais na fertilidade

Não são apenas problemas anatômicos ou fisiológicos que interferem na fertilidade dos casais. Questões comportamentais e de hábitos de vida também têm sua parcela de significado na maior ou menor chance de uma gravidez. Entre os fatores comportamentais que contribuem para uma baixa na fertilidade podemos citar o uso de drogas, incluindo aí o tabaco. Parar de fumar quando se tenta uma gravidez é uma atitude importante, e isso vale tanto para homens quanto para mulheres. O tabaco ou drogas como a maconha reduzem a produção de espermatozoides no homem; nas mulheres, parecem ter uma ação na idade reprodutiva, além de reduzir a probabilidade de gravidez e nascimentos em fertilização assistida.

Outra causa importante de infertilidade que pode ser evitada pelos casais são as doenças sexualmente transmissíveis. Doença inflamatória pélvica, sífilis e gonorreia são algumas das causas de infertilidade. Sexo seguro durante toda a vida antes do casamento é uma prática que todo jovem deveria adotar para ter sucesso na hora de buscar uma gravidez. O excesso de exercício é também uma causa importante de parada de ovulação com consequente infertilidade. Também no homem o excesso de exercícios pode ter ação sobre os espermatozoides.

Alimentando-se para a fertilidade

Em meados de 1970, o médico doutor Peter Hill, pesquisador de Nova York, encontrou estreita relação entre alimentação e infertilidade. Ele estudou os níveis hormonais de mulheres africanas antes e depois da troca da dieta nativa para a dieta tradicional do Ocidente e percebeu uma queda de fertilidade relacionada à dieta ocidental. A ligação entre reprodução e alimentação, assim como outras funções vitais, é em parte dependente das próprias vitaminas, minerais e outros nutrientes ingeridos. Por exemplo, o zinco é a única substância encontrada em grande quantidade no esperma. Cientistas descobriram uma forte conexão entre vitamina B_6 e o equilíbrio entre o estrógeno e a progesterona, essenciais para que as mulheres possam engravidar.

O efeito da alimentação na fertilidade está cada vez mais claro, pois os alimentos, com o uso de pesticidas e herbicidas na agricultura moderna, têm contribuído em grande medida para a infertilidade, e particularmente para a queda na contagem de espermatozoides. Pesquisas recentes indicam que vários componentes da dieta, estilo de vida, nível de atividade física e peso corporal podem ajudar a mulher a evitar as causas mais comuns da infertilidade. Atualmente, existe uma grande quantidade de informações cada vez mais acessíveis à população, que levam a um entendimento mais completo de como os alimentos influenciam a saúde e a doença.

É cientificamente comprovado que a mudança de hábitos alimentares e de padrões dos níveis de atividade física pode influenciar fortemente vários fatores de risco da população, como

Pirâmide de alimentação saudável para a fertilidade

Carne vermelha, manteiga
Arroz branco, pão branco, massa branca, batata, refrigerantes e doces
Use com moderação
Laticínio ou suplemento de cálcio, 1 a 2 vezes ao dia
1 porção de laticínio integral
Peixes, aves, ovos, 0 a 2 vezes ao dia
Nozes, leguminosas, 1 a 3 vezes ao dia
V
Complexo multivitamínico/ mineral
Verduras e legumes (em abundância)
Frutas, 2 a 3 vezes ao dia
Grãos integrais (na maioria das refeições)
ÓLEO
Óleos vegetais (azeite, óleo de canola, de soja, de milho, de girassol, de amendoim e outros óleos vegetais
Exercício diário e controle de peso

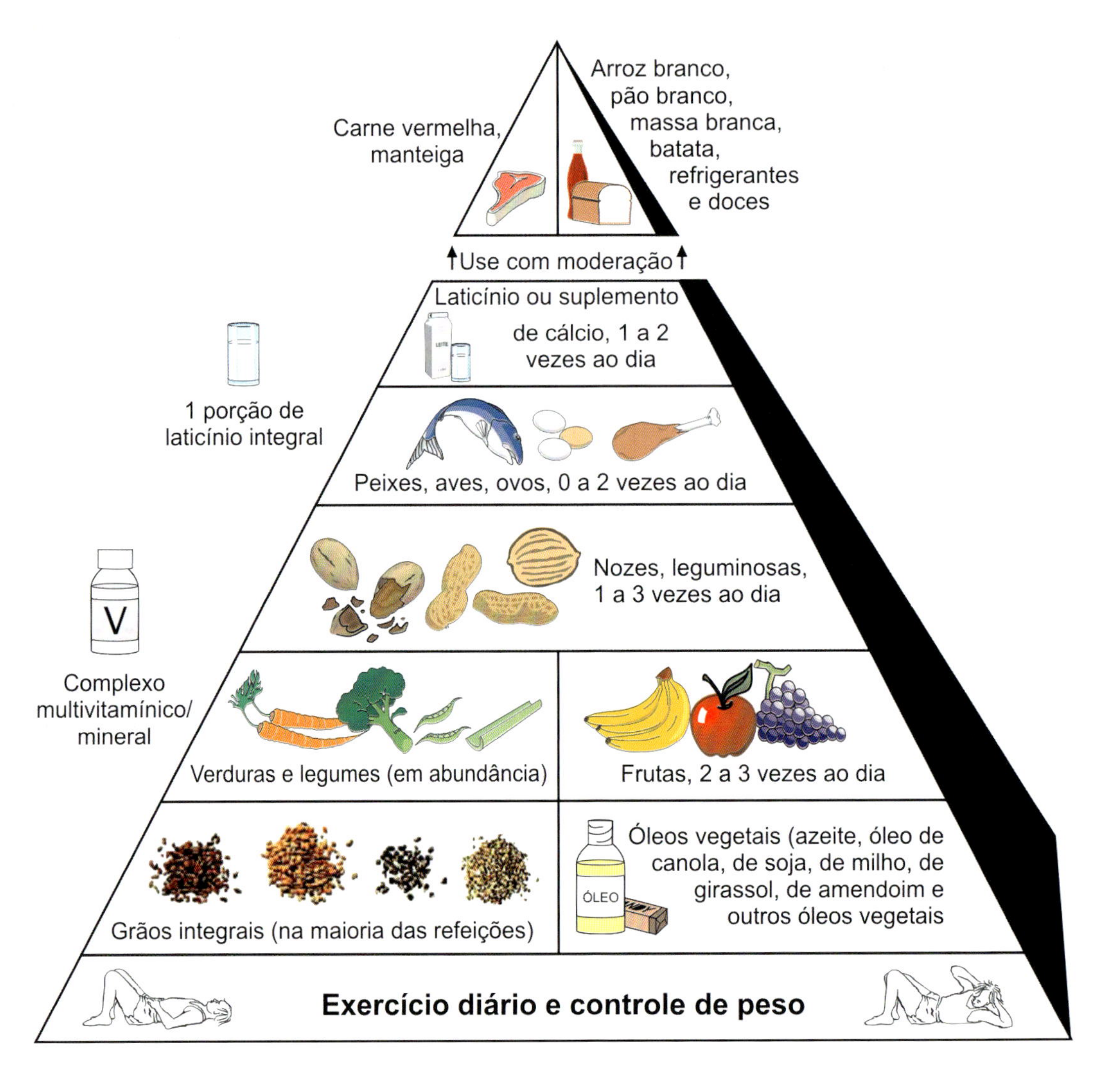

Fonte: Adaptado de Eat, Drink and Be Healthy, *de Walter C. Willett e Patrick J. Skerrett, Free Press, 2005*

obesidade, hipertensão arterial, hipercolesterolemia, alteração nos níveis de glicose sanguínea, entre outros. O que se percebe é que a dieta atual está produzindo uma série de desequilíbrios nutricionais: consumo excessivo de gorduras saturadas e trans, alta ingestão de sódio e baixo consumo de potássio, consumo excessivo de calorias, diminuição da ingestão de alimentos ricos em carboidratos complexos e em fibras, elevado consumo de açúcares refinados e deficiência seletiva de algumas vitaminas e minerais, conjuntamente com o excesso de consumo de bebidas, principalmente bebidas alcoólicas.

A alimentação rica em frutas e verduras é essencial, assim como a prática de atividade física diária é fundamental para a saúde, pois ambos os fatores podem controlar e reduzir a pressão arterial, diminuir o percentual de gordura corporal e melhorar o metabolismo da glicose, entre muitos outros benefícios. Durante muitos anos, a alimentação saudável foi baseada no que as pessoas não deveriam comer, mas hoje pesquisas mais recentes mostram diretrizes alimentares específicas para cada caso em particular. Essa nova abordagem, apresentada na pirâmide da alimentação saudável, não rotula alimentos como proibidos ou milagrosos, mas oferece uma combinação de alimentos mais saudáveis.

A pirâmide da alimentação saudável baseia-se na melhor orientação científica existente atualmente. De acordo com ela, devemos fazer dos grãos integrais, gorduras insaturadas, frutas, verduras e legumes a base da alimentação, complementada por feijões, nozes, peixes, aves e ovos. A carne vermelha e os carboidratos de rápida digestão ocupam a parte superior da pirâmide e devem ser ingeridos com moderação. Adaptar essa estratégia para a fertilidade significa incluir uma ou duas porções diárias de leite ou laticínios integrais e tomar um suplemento pré-natal que contenha 400 microgramas de ácido fólico e de 40 a 80 miligramas de ferro.

Dietas e desordens alimentares

A obesidade ou os transtornos alimentares podem interferir no ciclo menstrual da mulher, dificultando que ela engravide. As desordens alimentares certamente podem ser uma causa de infertilidade, mas, mais do que isso, os hábitos alimentares como um todo têm grande influência na fertilidade. É importante que doenças metabólicas, como o diabetes e as desordens do colesterol, sejam corrigidas em casais que estejam tentando ter filhos. Mulheres com alto nível de colesterol podem não ovular mesmo que menstruem. Mulheres que desejam engravidar deveriam tomar quantidade suficiente de ácido fólico (400 microgramas por dia ou 0,4 miligramas) para evitar malformações do tubo neural.

Em homens com baixa contagem de espermatozoides, as multivitaminas e os sais minerais podem melhorar a fertilidade. Distúrbios alimentares como a bulimia e a anorexia durante muitos anos da vida da mulher podem ter impacto negativo na fertilidade. Nessas condições, as mulheres não ovulam, mesmo tendo menstruação normal. Em casos assim, o tratamento da desordem alimentar deve preceder o tratamento da infertilidade. Pesquisas recentes mostram que dietas saudáveis podem melhorar a função dos ovários na síndrome dos ovários policísticos.

Diabetes descompensado, transtorno alimentar, exposição ao frio e lactação podem também ser razão de infertilidade. A *Candida albicans*, um fungo presente no trato urinário, é a causa de infecções vaginais. A *Candida* contribui para a infertilidade por hospedar anticorpos que afetam os ovários e causam desequilíbrio hormonal e endometriose. Muitos indícios sugerem que a sensibilidade à insulina pode ser um importante fator determinante da função ovulatória e da fertilidade. Tanto a qualidade quanto a quantidade de carboidratos na dieta influenciam o metabolismo da glicose, afetando a demanda de insulina ou a sensibilidade a ela em indivíduos saudáveis, em diabéticos e em mulheres com síndrome dos ovários policísticos.

O alho é particularmente eficaz contra a *Candida*. O iogurte deveria também ser consumido, além de soja, grãos integrais, no-

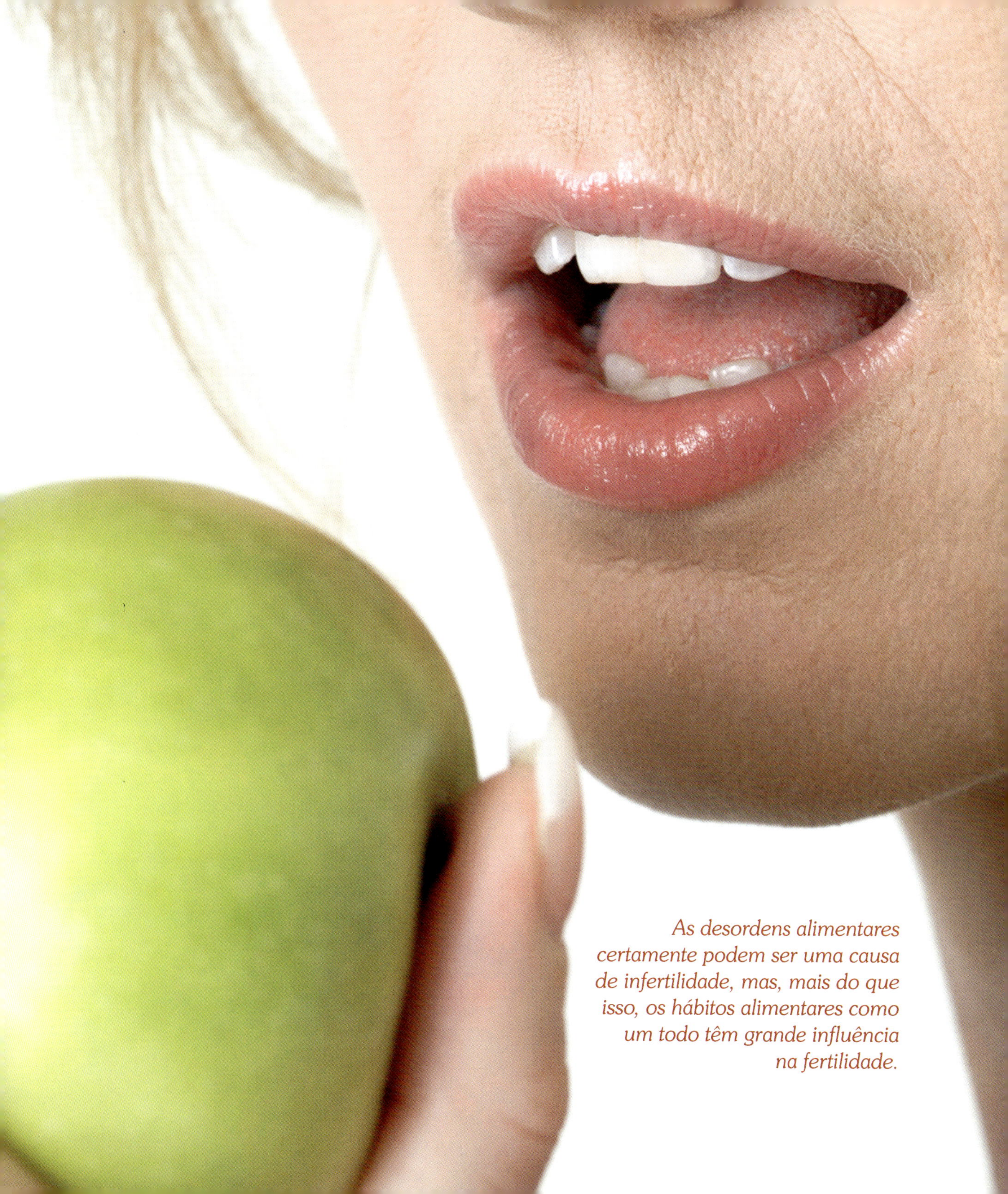

As desordens alimentares certamente podem ser uma causa de infertilidade, mas, mais do que isso, os hábitos alimentares como um todo têm grande influência na fertilidade.

zes e germe de trigo (pelas piridoxinas, ou vitamina B_6), verduras crucíferas (pelas vitaminas C e A), alfafa (vitamina A e magnésio) e sementes (pelo teor de zinco). Evitar doces e alimentos processados também ajuda.

Mulheres com endometriose deveriam observar melhor o aumento do consumo de algas e germe de trigo. A endometriose tem sido associada à disfunção tireoidiana, e o iodo é particularmente bom para problemas de tireoide. A vitamina E do germe de trigo ajuda na cura das cicatrizes causadas pelo sangramento do endométrio. Em geral, mulheres com endometriose deveriam seguir uma dieta baseada em legumes e verduras e rica em fibras. Particularmente, a eliminação de fontes de gordura animal como carne e laticínios é benéfica. Além disso, deveriam evitar também a cafeína e o sal. Deveriam consumir mais alimentos antioxidantes, como batata-doce e raízes, pêssego, melão-cantalupo, cenoura, espinafre e brócolis, tanto quanto grãos integrais e feijões, por causa das vitaminas do complexo B, e frutas cítricas, pelos bioflavonoides e pela vitamina C natural. Para assegurar um endométrio saudável, a dieta deve conter níveis adequados de vitamina A. A vitamina E melhora a eficiência da vitamina A, e o selênio funciona sinergicamente com a vitamina E; portanto, esses nutrientes devem ser consumidos.

Para melhorar a questão da endometriose, devem ser ingeridos mais verduras crucíferas, nozes, melão-cantalupo, aspargos, raízes, espinafre e tomate (para as vitaminas A e E, deve-se ingerir grãos integrais, nozes, sementes, alfafa, iodo e germe de trigo; e alho, grãos integrais, nozes e germe de trigo para obter boas fontes de selênio). Bioflavonoides também promovem um endométrio saudável.

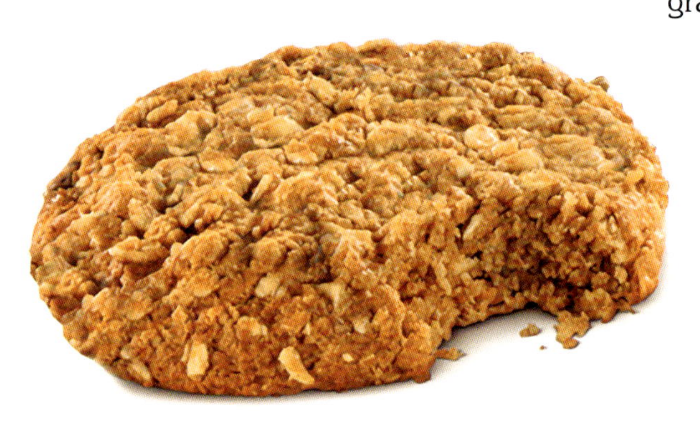

Na síndrome dos ovários policísticos (SOP) o corpo aumenta a produção de hormônios masculinos (androgênio) que são convertidos em estrógeno. Muitas mulheres com

SOP têm resistência insulínica, uma dificuldade da capacidade das células de responder à insulina. Os altos níveis de glicose e insulina resultantes são a base de muitos distúrbios hormonais que também foram relacionados à fertilidade. Existem alguns estudos nutricionais relacionados com a SOP, e a única recomendação que se faz para quem tem SOP é controlar o excesso de peso. Ficam duas sugestões: uma delas é seguir as recomendações para quem não ovula, ou seja, consumir raízes e aumentar o consumo de soja, germe de trigo, grãos integrais e nozes, que são fontes de vitaminas B_6. A segunda sugestão é seguir as recomendações para quem tem níveis elevados de prolactina, já que a SOP normalmente é caracterizada por isso (resultado dos níveis constantes de estrogênio, associados à SOP). Eliminar álcool, aspartame, dioxinas presentes em carnes e laticínios, proteínas em excesso e exercício físico extenuante pode ser uma boa medida.

Alimentos e nutrientes que estimulam a fertilidade

Carboidratos

Pesquisas recentes mostram que há carboidratos bons e carboidratos ruins. Escolher o tipo certo de carboidrato é o melhor caminho para uma boa saúde. Um estudo mostrou que mulheres que nunca tiveram filhos, cuja dieta era carente de grãos integrais e outras fontes de bons carboidratos, tinham 50 por cento mais de chances de ter infertilidade ovulatória que as mulheres cuja dieta incluía grãos em grande parte integrais. Os açúcares dos carboidratos considerados bons são absorvidos lentamente no sangue, o que faz o pâncreas produzir uma quantidade menor de insulina e causa maior sensação de saciedade entre as refeições. Boas fontes desses carboidratos são frutas, legumes, verduras e grãos integrais.

Índice glicêmico dos alimentos

Alimento	Alto IG 70 ou mais	Médio IG 56 a 69	Baixo IG 55 ou menos
Produtos de padaria	Pão francês: 136	Pão integral com grãos: 68	Pão integral: 55
Cereais e oleaginosas	Arroz branco: 83	Arroz integral: 55	Sementes oleaginosas: 20 a 30
Cereais matinais	Corn Flakes: 81 Granola: 94	*Müsli* sem glúten: 56 *Müsli* natural: 57	All Bran: 42 Aveia: 55
Massas	Pizza de queijo: 86 Nhoque: 97	Massa branca: 65 Espaguete branco: 59	Massa integral: 45 Espaguete integral: 40 a 49
Legumes e hortaliças	Batata cozida: 95 Batata assada: 121 Cenoura: 70 Milho verde: 97	Batata doce: 63	Tomate: 15 Folhas verdes: 30
Leguminosas	Feijão de fava: 80	Feijão-branco: 60	Feijão: 40 Lentilha: 36 Grão-de-bico: 30 a 50 Soja: 25
Frutas	Melancia: 103 Banana: 73 Manga: 80 Uva passa: 91 Kiwi: 75 Damasco: 82	Abacaxi: 65 Laranja: 63 Papaia: 59	Maçã: 54 Melão: 45 Pera: 47 Cereja: 32 Uva: 36 Morango: 40 Pêssego fresco: 40
Leites e laticínios	—	Leite fermentado: 64	Leite desnatado: 46 Leite integral: 39
Sobremesas e doces	Sorvete comum: 87 Bolo comum: 98 Mingau de aveia: 87 Mel: 83 Geleia de morango: 73	Sorvete *light*: 71 Pêssego em calda: 67	—
Biscoitos	*Cream-cracker*: 93 Biscoito de água: 90	—	—
Bebidas	Suco de laranja: 74	Suco de maçã: 58 Suco de abacaxi: 66 Fanta: 68	—

Os carboidratos considerados ruins são aqueles absorvidos rapidamente na corrente sanguínea, o que faz o pâncreas produzir muita insulina e pode causar uma diminuição rápida do açúcar no sangue, fazendo o cérebro enviar sinais de fome. A longo prazo o consumo desses carboidratos pode levar ao diabetes tipo II e ao ganho de peso. São fontes de carboidratos ruins: refrigerantes, pães, bolos, doces em geral, pizza, batata frita, arroz branco, bebidas alcoólicas, salgadinhos, pipoca, etc. O excesso de insulina pode aumentar a produção de testosterona pelos ovários, o que pode evitar que os folículos amadureçam e se transformem em óvulos. Altos níveis de insulina podem diminuir a produção de globulina, que liga os hormônios sexuais, levando a maiores níveis de testosterona livre e ativa no corpo.

Trocas inteligentes de carboidratos

Em vez de...	Experimente...
Biscoitos de sal	Biscoito de trigo integral
Batatas	Massa integral ou inhame
Flocos de milho	Cereal integral
Arroz branco	Arroz integral
Refrigerantes adoçados	Água, chá, água gaseificada
Creme de arroz	Aveia e germe de trigo
Chocolate	Frutas ou nozes
Batata *chips*	Pipoca ou petiscos integrais
Pão branco	Pão de trigo integral ou de outro grão integral
Suco de fruta	Frutas frescas
Pretzels	Nozes

Gorduras

Nossa alimentação contém quatro tipos principais de gordura: saturada, monoinsaturada, poli-insaturada e trans. As gorduras se diferenciam pelo comprimento, pela geometria da cadeia de carbonos e pela quantidade de átomos de hidrogênio. Descobertas recentes indicam que as gorduras trans interferem fortemente na ovulação e na concepção. Comer menos dessa gordura artificial pode melhorar a fertilidade, e incluir na dieta gorduras insaturadas saudáveis sempre que possível pode aumentá-la. Prestar atenção aos tipos de gorduras ingeridas e fazer opções inteligentes pode melhorar a saúde e aumentar a fertilidade, segundo descobertas baseadas no Nurses'Health Study. Veja a tabela a seguir e faça as opções mais saudáveis.

Tipos de gordura, suas fontes e o consumo diário recomendado

	Família de gordura	Fontes boas	Objetivo diário
Prefira	Gordura monoinsaturada	Azeitonas e azeite, óleo de canola, amendoim e outras nozes, avelã, amêndoa, castanha-de-caju, gergelim, semente de abóbora e outras sementes, abacate.	10 a 15% de calorias* (22 a 27 g)
Prefira	Gordura poli-insaturada	Óleos vegetais, principalmente de milho, soja e açafrão; soja e outras leguminosas, nozes, peixes gordurosos como atum, salmão, arenque e anchova. Alimentos que são boas fontes de gorduras monoinsaturadas geralmente contêm também alguma gordura poli-insaturada.	8 a 20% de calorias* (17 a 22 g)
Diminua o consumo	Gordura saturada	Carne vermelha, leite integral, queijo e sorvete, coco e derivados do coco, azeite de dendê.	Menos de 8% de calorias* (menos de 17 g)
Evite ao máximo	Gordura trans	Qualquer produto que contenha óleo vegetal hidrogenado, o que inclui muitas margarinas sólidas, banha vegetal, a maioria dos produtos de panificação comerciais e a maioria de *fast-foods* (muitos produtos que antigamente continham gordura trans encontram-se agora também disponíveis sem essa gordura).	Menos de 2 g (zero se possível)

**Para uma dieta de 2 mil calorias diárias*

Acrescentar gorduras insaturadas à dieta, além de ajudar a mulher a engravidar, poderá produzir benefícios profundos no desenvolvimento mental e comportamental da criança gerada. Um estudo britânico mostra que crianças que nascem de mães que ingeriram regularmente fontes de ômega-3 durante a gestação tiveram melhores habilidades motoras, sociais e comunicativas durante os quatro primeiros anos de vida. Para manter o peso saudável é preciso fazer restrições, principalmente das gorduras trans e de carboidratos com alto índice glicêmico. Alguns estudos têm demonstrado que o consumo moderado de gordura saturada, com uma ou duas porções de laticínios integrais, como leite integral, sorvete e iogurte, compondo 8 por cento das calorias diárias, pode aumentar a fertilidade. Outra fonte de gordura saturada é a carne vermelha, mas estudos recentes apresentaram indícios de que sua ingestão diminui a ovulação. Porém, não é necessário abolir a carne e sim restringi-la a uma ou duas vezes por semana. Prefira cortes magros e consuma porções moderadas.

Proteínas

As proteínas são os nutrientes que desempenham o maior número de funções nas células de todos os seres vivos. São formadas por combinações de 20 aminoácidos em diversas proporções e cumprem funções estruturais (músculos, tendões, pele, unhas, etc.), metabólicas e reguladoras (assimilação de nutrientes, transporte de oxigênio e de gorduras pelo sangue, desativação de materiais tóxicos ou perigosos, etc.). A ingestão de proteína influencia na sensação de saciedade, altera o nível de insulina e o hormônio de crescimento. A digestão e a subsequente absorção de proteínas da dieta pelo intestino fornecem aminoácidos ao organismo, que terão três destinos principais: anabolismo, catabolismo ou degradação e produção de energia. Por essas vias, os aminoácidos servirão para a construção e para a manutenção dos tecidos, para a formação de enzimas, hormônios, anticorpos, para o fornecimento de energia e para a regulação de processos metabólicos.

As principais fontes de proteína são carne de boi, frango, porco, peixe, sementes, grãos e nozes. A proteína animal e os laticínios contêm todos os aminoácidos de que o corpo necessita. É uma proteína chamada de completa. A proteína vegetal de feijões, grãos, leguminosas e nozes muitas vezes é incompleta, carecendo de um ou mais aminoácidos. A combinação de duas ou mais proteínas vegetais na mesma refeição, como a mistura do arroz e do feijão, pode fornecer todos os aminoácidos de que necessitamos. Estudos recentes indicam que consumir mais proteína vegetal e menos proteína animal é um grande passo para afastar a infertilidade ovulatória.

Os peixes e os frutos do mar são ricos em proteínas, têm baixo teor de gordura saturada e muitas vezes são repletos de ômega-3. A ingestão de peixe vale a pena, apesar dos pequenos riscos que as substâncias contaminantes possam acarretar. Isso vale para as mulheres que planejam engravidar e para aquelas que já estão grávidas. Os peixes ricos em ômega-3 são salmão, arenque, cavalinha-do-atlântico, sardinha, entre outros. As nozes são excelente fonte de proteína. Trinta gramas de amendoim, nozes, castanhas, amêndoas ou pistache oferecem cerca de 8 gramas de proteína. São mais ricas em gordura que o leite, mas sua gordura é principalmente insaturada, que reduz o colesterol ruim (LDL) e aumenta o bom (HDL).

Minerais e vitaminas

As deficiências de micronutrientes têm sido associadas a riscos significativamente elevados para a fertilidade, entre os quais se podem citar infertilidade fetal, defeitos estruturais e doenças no longo prazo. Há riscos reprodutivos relacionados à falta de alguns micronutrientes no período anterior à concepção e durante a gestação.

Ferro

O ferro é um mineral importante para o transporte de oxigênio dos pulmões para os outros órgãos e para todas as células do corpo, dos óvulos e espermatozoides às células do cérebro e do coração. Metade da população do mundo apresenta sangue pobre em ferro. A deficiência grave provoca anemia, atrasa o crescimento, provoca fadiga e contribui para a morte de mulheres durante o parto. Estudos recentes

Teor de ferro de alguns alimentos

Alimento	Tamanho da porção	Teor de ferro (mg)
Cereal fortificado	1 xícara	4,5 a 18
Semente de abóbora	30 g	4,3
Soja	1/2 xícara	4,0
Farelo	1/2 xícara	3,5
Melado	1 colher de sopa	3,5
Espinafre fervido	1/2 xícara	3,2
Feijão-vermelho cozido	1/2 xícara	2,6
Feijão-de-lima cozido	1/2 xícara	2,5
Castanha-de-caju tostada	30 g	1,7
Arroz enriquecido cozido	1/2 xícara	1,2
Passas sem semente	1/3 de xícara	1,1
Ameixa seca	5 unidades	1,1
Abóbora japonesa cozida	1/2 xícara	1,0
Pão de trigo integral	1 fatia	0,9
Gema de ovo	1 gema grande	0,7
Pão branco de farinha enriquecida	1 fatia	0,7
Manteiga de amendoim	2 colheres (sopa)	0,6
Damasco seco	3 unidades	0,6
Bacalhau cozido	90 g	0,4

Fonte: Banco de dados nacional de nutrientes do Departamento de Agricultura dos Estados Unidos, Liberação 19 (2006)

mostraram que a deficiência de ferro atrapalha a ovulação e dificulta a sobrevivência do embrião. Existem duas formas de ferro, a heme e a não heme. O corpo não regula a absorção do ferro da carne de forma tão criteriosa como controla a absorção do ferro não heme de grãos, frutas, legumes, verduras e suplementos. O óvulo e o embrião precisam de ferro para a frenética síntese de DNA e de proteínas que ocorre depois da fertilização, bem como para oferecer a energia necessária ao feto. O ferro é encontrado em uma infinidade de alimentos. Os cereais fortificados, as nozes, os feijões e as frutas secas são algumas fontes excelentes de ferro não heme.

Ácido fólico

Pesquisas atuais mostram que o ácido fólico pode estar relacionado à estimulação da fertilidade nas mulheres e nos homens. Ingerir uma dose extra de folato pode melhorar as chances de gravidez e de continuação da gestação, e evitar defeitos congênitos. As mulheres na fase reprodutiva são aconselhadas a tomar pelo menos 400 microgramas de ácido fólico por dia além dos alimentos ingeridos. As gestantes

Alimentos ricos em ácido fólico

Alimento	Porção	Teor de folato (mcg)
Cereal fortificado	3/4 a 1 xícara	200 a 800
Arroz branco enriquecido cozido	1 xícara	215
Lentilhas cozidas	1/2 xícara	179
Massa cozida	1 xícara	167
Grão de bico cozido	1/2 xícara	141
Espinafre cozido	1/2 xícara	131
Aspargo cozido	1/2 xícara (cerca de 6 talos)	121
Suco de laranja concentrado	180 ml	110
Pão árabe	1 fatia	99
Feijão-de-lima	1/2 xícara	78
Pão de trigo	2 fatias	28

Fonte: Banco de dados nacional de nutrientes do Departamento de Agricultura dos Estados Unidos, Liberação 19 (2006)

precisam de 400 a 800 microgramas. Os grãos, como os feijões, e algumas verduras e legumes, pães e outros alimentos com ácido fólico são as melhores fontes desse nutriente. Veja na tabela ao lado os alimentos ricos em ácido fólico.

Zinco

Diversos estudos demonstram que o zinco tem papel importante no desenvolvimento de espermatozoides saudáveis. Os espermatozoides apresentam uma grande concentração desse mineral, como nenhuma outra célula do corpo. O zinco também aumenta a fertilidade feminina, especialmente quando combinado à vitamina B_6. Além disso, o acréscimo do mineral à dieta de homens inférteis mostrou um aumento na contagem e na motilidade dos espermatozoides. Alimentos que são boas fontes de zinco: ostras, carne bovina, fígado de galinha, carne escura de peru, feijões, germe de trigo e leveduras.

Vitamina C

Estudos com suplementação de vitamina C em homens inférteis mostraram melhora significativa em dois aspectos: concentração (número de espermatozoides) e motilidade. Espermatozoides aglutinados são responsáveis por parte dos casos de infertilidade masculina. Em determinado experimento, aumentando-se a quantidade de vitamina C da dieta evidenciou-se um efeito benéfico na produção normal de espermatozoides. A vitamina C também parece atuar na função ovariana e no desenvolvimento dos óvulos. Como a vitamina C também tem a propriedade de proteger o corpo contra muitas substâncias tóxicas, pois é um antioxidante, ela protege o sistema reprodutivo de homens e mulheres expostos a agentes nocivos.

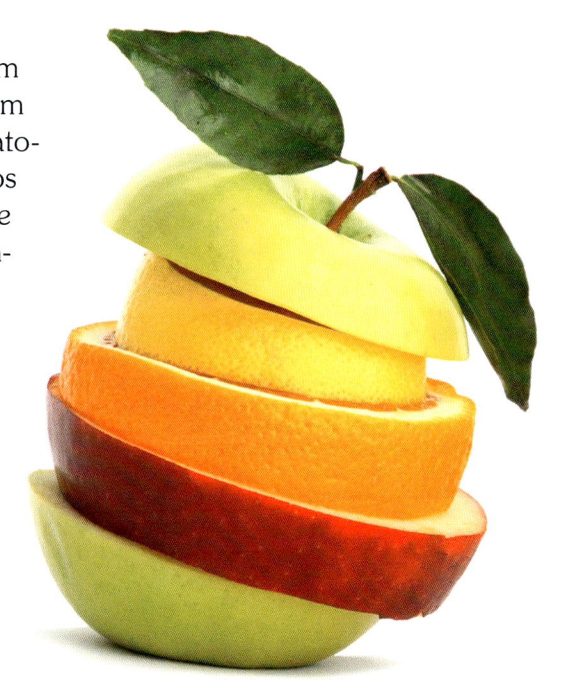

A vitamina C é encontrada principalmente em frutas cítricas, como laranja e limão, goiaba, kiwi, acerola, morango, tomate e pimentão, e em vegetais folhosos, como brócolis e couve-flor.

Vitamina B_6

A vitamina B_6 tem ajudado muitas mulheres a ficar grávidas. Sua deficiência pode causar desequilíbrio hormonal, síndrome pré-menstrual, acne pré-menstrual e depressão. Tanto as mulheres que sofrem de síndrome pré-menstrual como as que tomam pílulas anticoncepcionais têm níveis baixos de vitamina B_6 em seu organismo. Uma dieta com alimentos ricos em vitamina B_6 devolve o equilíbrio entre os hormônios e promove o retorno da fertilidade. Alimentos fontes de vitamina B_6: carnes de aves, peixes, rim, fígado, ovos, grãos de soja, aveia, produtos com trigo integral, amendoim e nozes.

Vitamina E

Estudos têm mostrado que a vitamina E pode melhorar a motilidade dos espermatozoides. O uso da vitamina E pode ser indicado também para prevenir o aborto, desenvolvendo uma parede de útero mais forte e uma placenta mais saudável. Em um experimento, mulheres que já haviam abortado uma ou mais vezes foram submetidas a um tratamento à base de vitamina E, e uma grande parte delas conseguiu ter bebês saudáveis. É recomendado que o casal pare de ingerir alimentos industrializados e refinados e inicie uma dieta rica em alimentos crus, com sucos de frutas e vegetais. Beber em torno de 4 litros de água pura por dia e uma colher de chá de óleo de germe de trigo três vezes ao dia são também ótimas alternativas de fontes de vitamina E. Alimentos que são boas fontes de vitamina E: germe de trigo, grãos integrais e noz crua.

Bioflavonoides

Bioflavonoides são substâncias parecidas com vitaminas, encontradas na parte clara de frutos com casca, no brócolis, na batata, no repolho e no pimentão verde. Esses nutrientes estão envolvidos na formação de vasos sanguíneos saudáveis, o que é importante para preparar o útero para a implantação do embrião. Por tonificar e aumentar a resistência das paredes dos vasos capilares, os bioflavonoides fortalecem a mulher contra o aborto.

Vitamina A

A deficiência de vitamina A pode levar à degeneração e à queda do número de espermatozoides. Como ela é estocada no fígado, megadoses de vitamina A podem ser tóxicas. Por causa disso, a melhor maneira de ingerir a vitamina A é consumir alimentos com seu precursor, o betacaroteno. Alimentos fonte de betacaroteno: cenoura, mamão, abóbora, batata-doce, aspargo, ervilha, brócolis, espinafre e couve-flor. Outra excelente fonte é o óleo de fígado de bacalhau.

Selênio

A maior parte do selênio encontrado no corpo dos homens está no sêmen. Foi observada infertilidade em animais com deficiência de selênio. Esse mineral é tão importante quanto o zinco para a produção de esperma saudável. As melhores fontes de selênio são grãos integrais e ovos.

Aditivos alimentares

Alguns alimentos recebem aditivos naturais, como o betacaroteno, que é acrescentado à margarina para dar cor. Alguns aditivos, porém, têm demonstrado efeitos negativos no sistema reprodutor de animais, como o BHA e o BHT, que são aditivos comumente incorporados a cereais matinais, balas, gelatinas, sorvetes, batatas *chips*, etc., utilizados para que a gordura e o óleo usados na confecção desses alimentos não se tornem rançosos. Ambos têm efeitos similares. Nitratos e nitritos são também aditivos que têm ganhado fama de carcinogênicos, mas eles são usados para inibir os organismos que causam botulismo, além de oferecerem cor e sabor aos alimentos.

Recomendações gerais sobre alimentação

Primeiramente, é importante ter em mente que muitos casos de infertilidade são ainda de causa desconhecida ou têm mais de uma causa. Seguindo a dieta recomendada neste livro, é possível maximizar as chances de lidar com a infertilidade em geral, estando ou não completamente diagnosticada. Os nutrientes devem ser balanceados para funcionar efetivamente: altas doses de um nutriente, por exemplo, podem aumentar a necessidade de outro, causando uma deficiência que não necessariamente existe. Nutrientes funcionam melhor quando estão associados a outros nutrientes. Uma boa medida é optar por grãos integrais e evitar fontes de carboidratos refinados, que aumentam rapidamente o nível de glicose e insulina sanguíneas. Diminuir o consumo de proteína animal e optar pela proteína vegetal, como os grãos e as nozes, também é uma medida recomendada.

Evitar as gorduras trans, presentes em alimentos industrializados e no *fast-food* é outra boa atitude, assim como optar por óleos vegetais insaturados, como azeite de oliva extravirgem e óleo de canola. É preciso aumentar o consumo de alimentos ricos em ferro, mineral presente em folhas verde-escuras, e de grãos. Incluir na dieta uma fruta rica em vitamina C, como laranja, acerola, kiwi, limão, mexerica, morango, entre outras, pode melhorar a absorção do ferro dos vegetais. É importante evitar o consumo de laticínios no almoço e no jantar, pois o cálcio presente nesses alimentos interfere na absorção do ferro. Trocar temporariamente os laticínios com baixo teor de gordura ou gordura zero por um copo de leite integral ou um pote pequeno de sorvete ou iogurte integral todos os dias pode minimizar a perda de cálcio.

Outras recomendações: evitar refrigerantes açucarados, ingerir com moderação café, chá e bebidas alcoólicas e dar preferência à água. Caso esteja acima do peso, perder de 5 a 10 por cento do peso corporal pode dar um impulso à ovulação. Mas não se deve praticar exercícios físicos em excesso. Exercícios físicos extenuantes também parecem diminuir a contagem de espermatozoides e afetar negativamente a ovulação.

Alguns autores observaram que a ingestão de carboidratos com alta carga glicêmica e o elevado índice glicêmico da dieta são fatores positivamente relacionados à infertilidade ovulatória. Além disso, o alto consumo desses alimentos é uma condição presente entre as mulheres sem filhos. Outros autores associaram a diminuição da fertilidade a níveis mais elevados de hemoglobina glicosilada, e encontraram características metabólicas nessas mulheres semelhantes às encontradas em mulheres com SOP, diabetes tipo II, sobrepeso e obesidade.

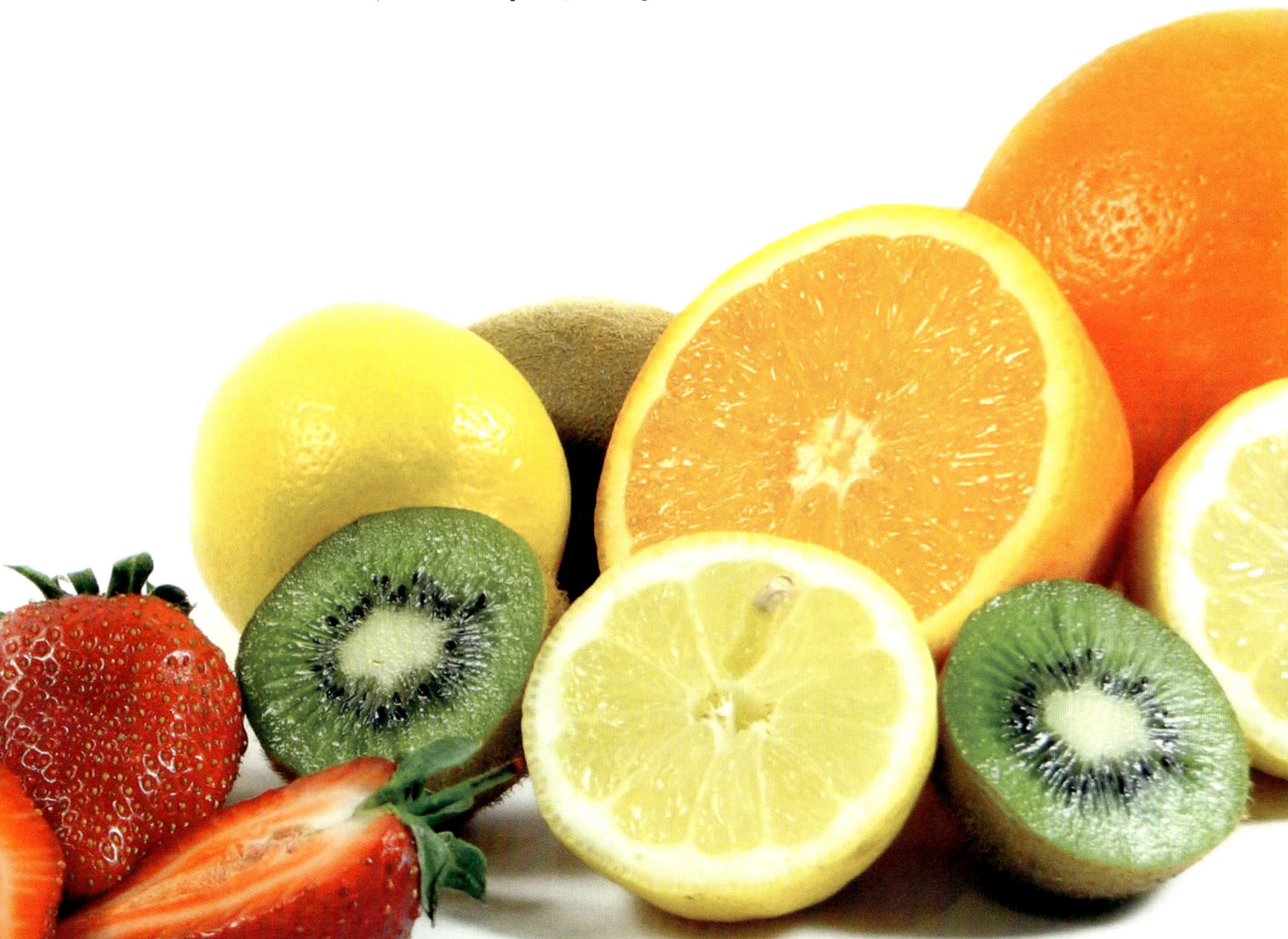

Capítulo 8

Infertilidade sem causa aparente

A infertilidade sem causa aparente é a incapacidade de conceber sem um motivo diagnosticável, depois de um ano ou mais de relações sexuais sem proteção. De qualquer maneira, novidades em tratamentos e diagnósticos, incluindo as tecnologias de reprodução assistida, têm oferecido a essa população a possibilidade de ter filhos. Cerca de 90 por cento dos casais conseguem descobrir quais os fatores causadores da infertilidade. Para o restante, nenhuma causa é encontrada. Em cerca de 5 a 10 por cento dos casais que querem ter filhos, todos os exames realizados acusam normalidade. E em uma porcentagem ainda maior, apenas pequenas anormalidades acabam sendo encontradas.

Medicamentos para fertilidade e/ou inseminação intrauterina têm sido usados empiricamente para tratar a infertilidade sem causa aparente com sucesso limitado. Se não ocorrer a gravidez em três ou seis ciclos de tratamento, os casais devem fazer uma reavaliação dos fatores e tentar técnicas mais avançadas de reprodução assistida. Os programas de reprodução assistida têm um índice de sucesso de gravidez através da fertilização *in vitro* (FIV) que varia de 35 a 55 por cento.

O sucesso depende de muitos fatores, especialmente da idade da mulher e dos motivos de sua infertilidade. Os casais que tentam três ciclos de FIV têm até 90 por cento de chances de engravidar.

Função reprodutiva normal

Nas mulheres, pelo menos um dos ovários deve funcionar para que haja a ovulação, e pelo menos uma das tubas uterinas deve estar intacta e aberta para captar os óvulos lançados. O óvulo geralmente é fecundado dentro das tubas. Após a fertilização, o embrião passa por toda a tuba em direção ao útero, no qual se implanta (no endométrio) e se desenvolve.

Nos homens, pelo menos um testículo e seu sistema de ductos devem ser capazes de produzir e transportar os espermatozoides. Eles são formados nos túbulos seminíferos e então entram no epidídimo, um tubo ondulado ligado ao topo de cada testículo. O epidídimo leva a um tubo maior, com cerca de 35 centímetros, que é chamado de canal deferente. Ao lado da bexiga ficam um par de bolsas chamadas vesículas seminais, que secretam líquidos para a nutrição dos espermatozoides. Cada uma é ligada ao canal deferente, formando um canal ejaculatório. Os dois canais ligam-se à próstata e direcionam a ejaculação para a uretra, outro pequeno canal que liga a bexiga e a parte final do pênis.

Os fatores agravantes da infertilidade

- Idade da mulher – Quanto maior a idade, menor a chance de engravidar e maior a chance de abortar. Esse é um fator determinado pela qualidade do oócito. A fecundidade diminui progressivamente após os 35 anos.
- Tempo de infertilidade – Quanto mais tempo um casal passa sem engravidar, menor será sua chance futura. Um casal que tenta engravidar há mais de 5 anos terá em torno de 5 por cento de chance natural se nenhum outro fator estiver presente.
- Presença de fator masculino importante – Homens com concentrações espermáticas no sêmem ejaculado menores que 5 milhões por mililitro têm perto de 1 por cento de chance de gravidez natural.

O diagnóstico da infertilidade sem causa aparente

A avaliação-padrão das mulheres inclui análise do histórico médico, exame físico, exames de sangue para detecção dos níveis hormonais, exame para detectar a presença de espermatozoides no muco cervical após a relação (exame pós-coito), amostra do tecido endometrial na segunda fase do ciclo (biópsia endometrial), para checar o nível de progesterona, e uma radiografia do útero e das tubas uterinas (histerossalpingografia ou HSG). A laparoscopia, um procedimento cirúrgico, pode ser feito para verificar a função das tubas, dos ovários e da pelve, além de verificar a presença de endometriose (doença que consiste na presença de tecido endometrial fora do útero) e aderências pélvicas (tecidos cicatriciais). O diagnóstico é classificado como infertilidade sem causa aparente quando todas as possíveis causas, como aderências pélvicas, obstrução das tubas e problemas hormonais, são excluídas após a realização de todos esses exames.

Avaliação masculina

Um especialista avalia o homem a partir da análise de todo o seu histórico médico, do exame físico e do sêmen. Um exame hormonal é feito quando necessário. Esses exames podem detectar a presença de varicocele, obstruções parciais ou completas, problemas hormonais, disfunções ejaculatórias ou infecções. O diagnóstico é definido como sem causa aparente quando todos os exames acusam normalidade, inclusive a análise do sêmen. De qualquer modo, um teste de anticorpo antiespermatozoide deve ser feito para checar se há um problema imunológico antes de estabelecer o diagnóstico. Exames adicionais dos espermatozoides, incluindo a avaliação da morfologia estrita e o teste de penetração em óvulo de hamster, podem ser feitos também para excluir totalmente alguma anormalidade.

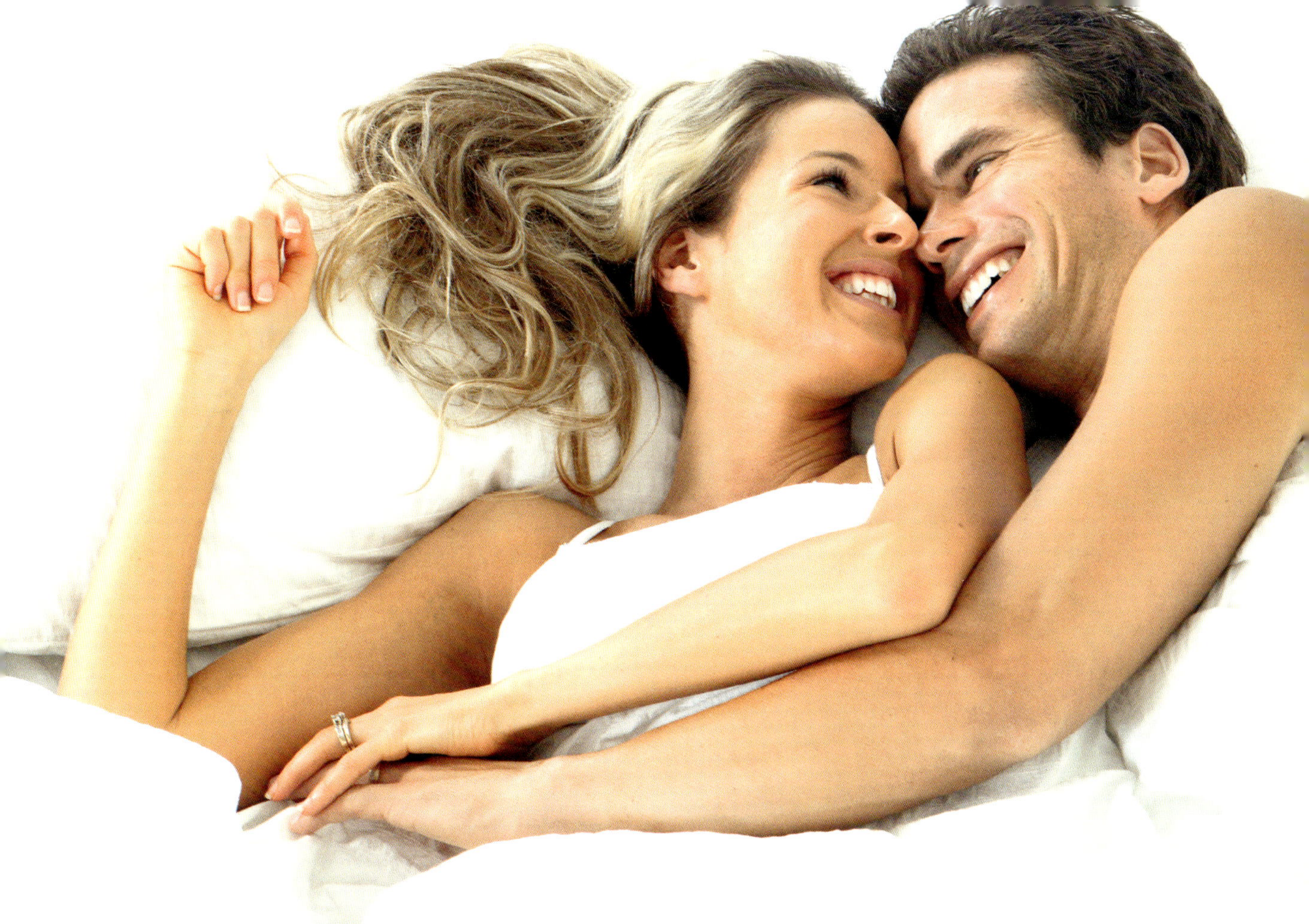

As chances de gravidez na infertilidade sem causa aparente

Felizmente, existe uma parcela significativa de concepção espontânea entre os casais com infertilidade sem causa aparente. A taxa de sucesso depende da contagem de espermatozoides e da idade da mulher. Casais com infertilidade sem causa aparente com duração de menos de três anos têm 50 por cento de chances de conceber nos dois anos seguintes de tentativa. Os índices de gravidez espontânea caem para 25 por cento por ano subsequente. Tratamentos para a infertilidade sem causa aparente são baseados no aumento do número de óvulos e de espermatozoides, e também na aproximação das células femininas e masculinas.

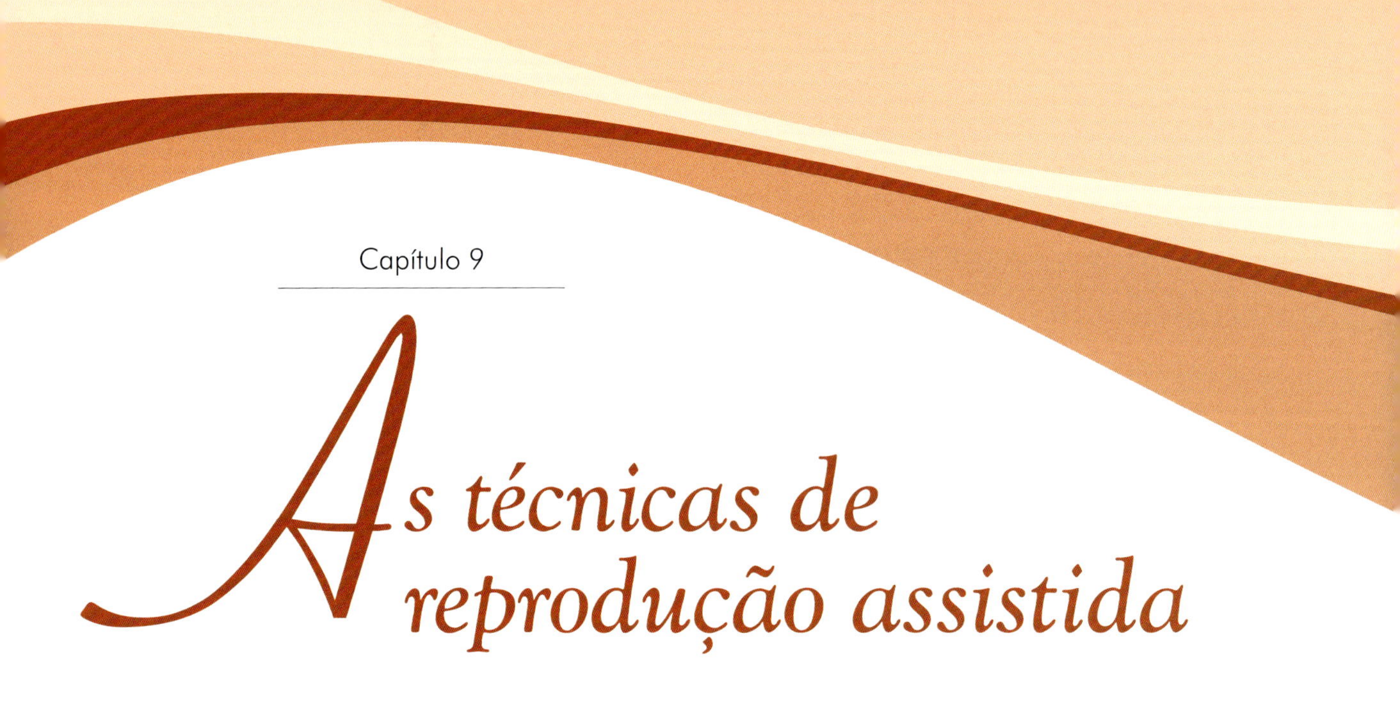

Capítulo 9

As técnicas de reprodução assistida

A partir do momento em que é feito o diagnóstico da causa da infertilidade, é muito importante que o casal possa discutir sobre as opções de tratamento, ou seja, sobre as soluções para a infertilidade presente, seja ela de origem feminina, masculina ou sem causa aparente. É importante discutir todas as possibilidades de tratamento e suas respectivas chances e taxas de sucesso. O resultado final de todo tratamento para a infertilidade conjugal é o bebê em casa. No entanto, muitos centros especializados nesse tipo de tratamento preferem relatar suas taxas de sucesso em termos da chance de conseguir a gravidez, o que se denomina taxa de gravidez.

A maioria dos centros que tratam de infertilidade costuma também comparar os resultados dos tratamentos aplicados aos pacientes inférteis com os resultados de casais férteis que engravidam de forma natural. Podemos dizer que um casal com fertilidade normal, com a mulher abaixo dos 35 anos, tem de 18 a 22 por cento de chance de engravidar por tentativa, por mês, durante os primeiros dois ou três anos de tentativa, desde que as relações sexuais aconteçam no período fértil. Também é importante ressaltar as chances naturais de gravidez e qual é o prognóstico de gravidez de um casal com infertilidade, caso nenhum tratamento seja aplicado. Tentamos sempre utilizar como termo de comparação os casais com fertilidade normal.

Assim, um casal que tenta engravidar sem sucesso há mais de cinco anos sem que nenhum problema tenha sido descoberto, apesar de uma investigação detalhada, tem uma chance mensal de engravidar abaixo de 5 por cento. Um outro exemplo seria o da mulher com endometriose avançada, cuja chance mensal de gravidez cai para cerca de 3 a 5 por cento em dois anos de tentativa. A contagem de espermatozoides abaixo de 5 milhões por mililitro de sêmen faz com que o casal tenha menos de 1 por cento de chance natural de gestação, por mês, em dois anos de tentativa.

Também não é ideal perder muito tempo com tentativas naturais de engravidar se a mulher tiver mais de 35 anos e estiver tentando engravidar há mais de cinco anos; nesse caso, as chances mensais são menores que 3 por cento em dois anos de tentativa. Como já dissemos, a chance mensal de gravidez diminui com o aumento da idade da mulher, com o tempo de infertilidade e com a presença de uma causa de infertilidade importante, como é o caso da endometriose avançada e do baixo número de espermatozoides. É preciso que o casal tome consciência de que, nos dias atuais, com os avanços da medicina reprodutiva, atingimos o patamar de poder tratar com sucesso a grande maioria dos casais com infertilidade, independentemente da causa. Por outro lado, não se pode utilizar essa evolução toda como solução para o adiamento da gravidez. Isso é verdade principalmente para as mulheres que primeiro procuram a carreira e a independência financeira e só depois querem engravidar. Para essas mulheres, a recomendação é tentar a gestação antes dos 35 anos.

As soluções para a infertilidade são inúmeras e dependem basicamente da causa, da idade da mulher e da disponibilidade de gametas (óvulos e espermatozoides). Essas soluções também podem variar quanto ao grau de complexidade. Há soluções simples, como,

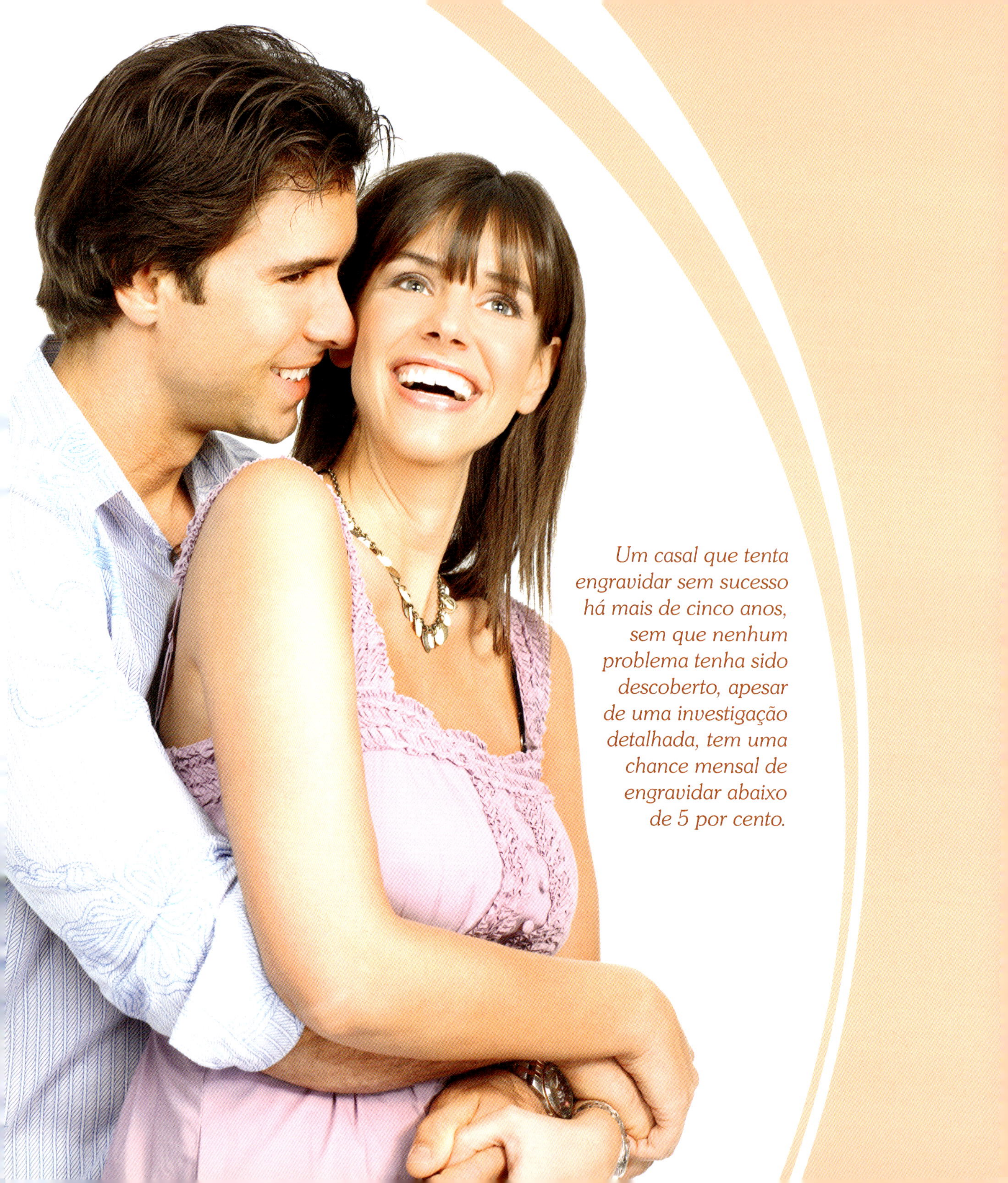

Um casal que tenta engravidar sem sucesso há mais de cinco anos, sem que nenhum problema tenha sido descoberto, apesar de uma investigação detalhada, tem uma chance mensal de engravidar abaixo de 5 por cento.

por exemplo, o uso de um medicamento para induzir a ovulação, nos casos em que o único problema encontrado é a ausência da ovulação. Em outros casos, como na obstrução de ambas as trompas ou na baixa quantidade de espermatozoides (menor que 5 milhões), os tratamentos são mais complexos e requerem a atuação da reprodução assistida.

Em cada um dos capítulos anteriores já discutimos um pouco sobre as opções de tratamento de acordo com a causa da infertilidade. Neste capítulo, vamos dar uma breve noção do que é a tecnologia da reprodução assistida e comentar sucintamente as taxas de sucesso dos vários procedimentos relacionados a essa especialidade.

A consulta com o especialista

A partir do momento em que se decide por um médico especialista em reprodução humana, o casal passará por uma série de exames. Antes de realizá-los, o médico fará perguntas e analisará o histórico de cada um. O homem e a mulher devem ir juntos à primeira consulta e, sempre que possível, a todas as consultas subsequentes, já que a infertilidade é uma experiência do casal. Casos de infertilidade estão ligados a fatores masculinos e femininos.

Durante a consulta, além do histórico de cada parceiro, inclusive outros relacionamentos, o médico pode esclarecer sobre o estresse ligado à infertilidade. Os médicos sabem que os procedimentos indicados e as questões íntimas de cada parceiro podem gerar dificuldades. É preciso sempre se sentir à vontade para falar sobre preocupações e frustrações com o médico. Um exame físico completo, com atenção especial aos órgãos reprodutivos, geralmente sucede a entrevista. O médico deve estar alerta a sinais de desequilíbrio hormonal e pode agendar exames de sangue, dependendo do caso. Alguns médicos começam os exames na primeira consulta, baseados nas indicações dos históricos e do exame físico. Se há um sinal de infecção, por exemplo, devem-se fazer exames imediatamente. Outros exames podem ser feitos durante períodos específicos do ciclo menstrual.

Como já comentamos, as técnicas de reprodução assistida são praticadas por centros especializados, cuja estrutura tecnológica deve estar preparada para oferecer todas as opções de tratamento com um grau aceitável de sucesso. A reprodução assistida é uma especialidade médica. Os procedimentos envolvidos nas técnicas de reprodução assistida requerem experiência e treinamento adequados. Antes de procurar por esses tipos de tratamento, o casal deve investigar com muita atenção os resultados dos tratamentos e as taxas de sucesso de cada centro do qual ouviu falar ou recebeu indicação. É fundamental que os parceiros possam discutir com o médico os tipos de técnicas de reprodução assistida e suas respectivas taxas de sucesso.

Questionamentos em uma consulta médica típica sobre fertilidade

Perguntas feitas à mulher:

- A regularidade da menstruação e se há cólicas.
- Dores pélvicas, sangramentos ou corrimentos vaginais anormais.
- Histórico de infecções ou doenças.
- Gestações anteriores, cirurgias ou abortos.

Perguntas feitas ao homem:

- Lesões nos genitais, operações e infecções.
- Uso de drogas ou medicamentos.
- Histórico de paternidade anterior e de doenças.

Perguntas feitas a ambos:

- Tempo de tentativas para conseguir a gravidez.
- Frequência das relações sexuais.
- Uso de gel e/ou lubrificantes ou outras pomadas.
- Se há integrantes na família com defeitos de nascença.

A opção por um tratamento

Depois da avaliação médica de ambos os parceiros, o médico procurará identificar o problema e indicar o tratamento adequado. É ele quem ajudará a determinar quanto tempo, risco e dinheiro serão necessários para a opção escolhida. Antes de tomar qualquer decisão, o casal deve considerar o risco emocional e o custo financeiro envolvido, o tempo disponível para investir nisso, e se está mesmo decidido a enfrentar a carga física e psicológica de um tratamento.

Se o casal não conseguir engravidar após um determinado período, deve reavaliar seus objetivos e opções. Pode ser que queira descontinuar o tratamento e tentar outro. Um psicólogo pode ser útil se os parceiros estiverem em desacordo sobre como conduzir o tratamento da infertilidade. Casais inférteis geralmente têm dificuldade de saber se já fizeram tudo o que podia ser feito, e se é o momento adequado de mudar de método ou opção antes de esgotar todas as chances, pois um novo tipo de tratamento sempre parece trazer novas esperanças.

Alguns médicos podem não recomendar a interrupção do tratamento porque geralmente são otimistas. O casal também pode descobrir que não concorda com o tempo estipulado para o tratamento. Lembre-se de que é perfeitamente natural para as pessoas mudar de opinião, especialmente durante um processo tão complexo e desafiador quanto o tratamento da infertilidade.

O momento de parar de tentar

Para estabelecer o momento certo de parar de tentar, o casal deve conversar previamente e, de comum acordo, combinar seus passos. Os parceiros devem considerar um tempo-limite. Podem estabelecer uma programação, registrada no papel, mesmo que venham a modificá-la depois. Podem decidir, por exemplo, tentar novamente no ano seguinte, ou podem apenas tirar "férias" do tratamento. Depois estarão mais aptos a decidir entre continuar ou desistir.

O casal deve conversar com outras pessoas, especialmente se estiver na dúvida. Deve perguntar como outros tomaram determinada decisão e como se sentiram a respeito dela. O conselho de um profissional também pode ser útil nesse momento. Se as alternativas procuradas não forem bem-sucedidas, talvez seja o momento de aceitar o fato de que

Perguntas que devem ser feitas ao especialista em reprodução assistida na primeira consulta

- Quais as chances de engravidar com e sem o tratamento?
- Quanto podem aumentar as chances de gravidez com o tratamento?
- Quais são os potenciais riscos, complicações e efeitos colaterais?
- Quanto tempo deve-se tentar e esperar até que seja possível conseguir algum resultado?
- O caminho escolhido pode eliminar alguma outra opção?
- Quanto custará todo o tratamento?
- O plano de saúde cobre algum dos procedimentos?
- Há outras opções caso não se consiga atingir os objetivos?

a infertilidade é um aspecto de sua vida. A decisão de adotar uma criança ou de permanecer sem filhos deve ser considerada para resolver definitivamente o assunto. Após a decisão, o casal provavelmente perceberá que o desapontamento aos poucos vai embora.

As técnicas disponíveis

Coito programado

A paciente recebe medicações hormonais para estimular a produção de óvulos (estimulação da ovulação). O crescimento dos folículos é monitorizado por ultrassom. Sabendo o dia certo da ovulação, pede-se que o casal mantenha relações sexuais a cada dois dias ou se possível diariamente perto dessa data.

Indicações: Em casos de muco cervical hostil.

Taxa de gravidez: de 15 a 18 por cento por ciclo.

Inseminação intrauterina de espermatozoides (IIU)

Os espermatozoides são preparados e capacitados em meio líquido de cultura específico e introduzidos na cavidade uterina por intermédio de um cateter especial durante o período ovulatório da paciente.

Indicações: Em geral, utiliza-se a inseminação intrauterina de espermatozoides em casos de muco cervical hostil.

Taxa de gravidez: de 10 a 25 por cento por tentativa em casos não selecionados. De modo geral, são necessários três ciclos de IIU para que um percentual de 80 a 90 por cento das pacientes consigam engravidar. Caso a gestação não aconteça após três ciclos de IIU, é necessário considerar outras técnicas de reprodução assistida, como a fertilização *in vitro* (FIV) ou a injeção intracitoplasmática de espermatozoides (ICSI).

Fertilização in vitro convencional (FIV)

Os oócitos são coletados dos ovários, após regime de hiperestimulação ovariana controlada com gonadotrofinas e outras drogas indutoras da ovulação, ao mesmo tempo em que os espermatozoides são preparados e capacitados numa quantidade de 50 a 100 mil para cada oócito a ser fecundado. Oócitos e espermatozoides são colocados num recipiente especial (placa de Petri), em meio de cultura, para que um espermatozoide penetre um oócito e o fecunde, dando origem a um pré-embrião, que será transferido para o interior do útero da mulher 48 a 72 horas depois.

Indicações: obstrução das tubas, infertilidade sem causa aparente, endometriose avançada.

Taxa de gravidez: de 30 a 60 por cento por tentativa em casos não selecionados e independentes da idade.

Injeção intracitoplasmática de espermatozoides (ICSI)

Os oócitos são coletados dos ovários da mesma maneira que na FIV, sendo que cada um será penetrado ativamente por um único espermatozoide sob visão microscópica (micromanipulação dos gametas). Essa técnica apresenta altas taxas de fertilização, independentemente da qualidade do esperma. Homens com quantidade de espermatozoides menor que 5 milhões por mililitro de sêmen ejaculado (oligospermia severa) têm a mesma chance de fertilização de homens normais. Os pré-embriões formados são transferidos para o útero entre 48 e 72 horas depois.

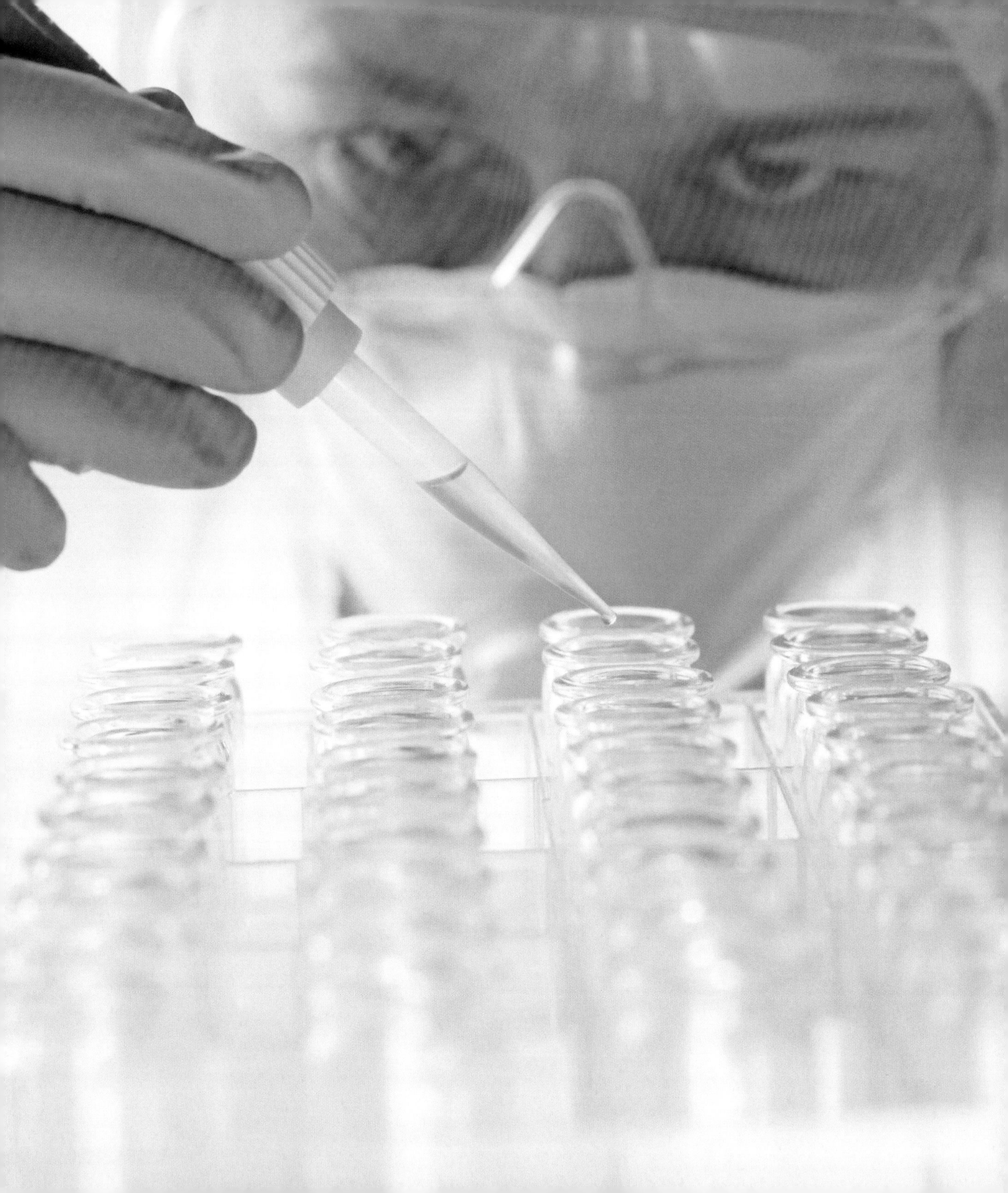

Indicações: fator masculino severo, obstrução das tubas, endometriose, infertilidade sem causa aparente, idade avançada (em que a mulher produz pequeno número de óvulos).

Taxa de gravidez: de 35 a 60 por cento por tentativa em casos não selecionados.

ICSI combinada com PESA, TESA, TESE ou MicroTESE

A técnica de injeção intracitoplasmática de espermatozoides combinada com a obtenção de espermatozoides do epidídimo (aspiração com agulha fina através da pele – PESA) e do testículo (aspiração com agulha fina através da pele – TESA – ou extração de espermatozoides pela retirada de um pequeno pedaço de tecido – TESE – ou extração de espermatozoides dos testículos por microcirurgia – MicroTESE) veio resolver grande parte dos casos de ausência de espermatozoides no sêmem ejaculado (azoospermia), permitindo a fertilização e a gravidez com espermatozoides próprios, evitando que o casal tenha que recorrer à doação de esperma.

Indicações: homens com ausência de espermatozoides no sêmen ejaculado e homens vasectomizados.

Taxa de gravidez: de 35 a 55 por cento por tentativa em casos não selecionados.

As etapas do procedimento de reprodução assistida

Estimulação ovariana

São usadas as gonadotrofinas em regime de estimulação ovariana controlada. Várias são as drogas empregadas. O objetivo da estimulação ovariana controlada é obter o crescimento de vários óvulos (em geral, de oito a dez), para que possamos fecundá-los e, depois de dois a três dias, escolher os melhores embriões resultantes dessa fertilização e transferi-los para o útero. Basicamente, podemos usar dois tipos de protocolo de estimulação ovariana, que são chamados de protocolos longo e curto. Em ambos os casos, é necessário o bloqueio hormonal do ciclo natural para evitar "interferência" dos hormônios naturais durante o ciclo estimulado. No protocolo longo, utilizamos o FSH recombinante, cuja dose diária varia com o peso e a idade da paciente (150 a 375 UI/dia durante uma média de 10 a 12 dias), precedidos da administração de análogos do GnRH durante 14 dias (0,1 a 0,05 mg/dia de acetato de leuprolide) a partir do 21º dia do ciclo anterior. Já no protocolo curto aproveitam-se os primeiros dias do ciclo natural para iniciar a medicação (Gonal-F), e na fase final usa-se o agonista do GnRH-cetrotide (0,25 mg/dia de acetato de cetrorelix) para se fazer o bloqueio hormonal.

Monitorização ultrassonográfica e hormonal

No protocolo longo, após os 14 dias de análogo do GnRH, faz-se uma dosagem de estradiol e um exame de ultrassom transvaginal (UST), para verificar o estado de "quietude" da hipófise e dos ovários. Um valor de estradiol menor que 30 pg./ml e a ausência de cistos ovarianos permite que se comece a administração de FSH recombinante. Uma dose variável de 150 a 375 UI/dia é administrada durante sete dias, após o que a paciente retorna à clínica para dosagens seriadas e diárias de estradiol e para exames de UST também diários, para acompanhar o desenvolvimento dos folículos (óvulos). A finalidade desse acompanhamento é observar o desenvolvimento e o crescimento dos óvulos. No protocolo curto, os controles se iniciam por volta do sétimo dia, e o cetrotide é administrado a partir dessa data.

Captação dos oócitos

Durante o acompanhamento pelo ultrassom e no momento em que houver pelo menos dois folículos de diâmetro médio maior ou igual a 18 milímetros, faz-se a administração de uma substância chamada hCG (Ovidrel-gonadotrofina coriônica humana), 10.000 UI por via intramuscular ou subcutânea, e cerca de 35 horas depois faz-se a captação dos oócitos por meio da aspiração transvaginal dos folículos ovarianos guiada pelo ultrassom. Esse é um procedimento simples, rápido (duração de 10 a 15 minutos), indolor, realizado com uma leve sedação, e que não requer, de modo geral, nenhum tipo de repouso. Antes dessa etapa utiliza-se o hCG para provocar o amadurecimento final dos óvulos, condição importante para que eles possam ser recuperados dos ovários durante a aspiração.

Micromanipulação dos gametas

A injeção de um único espermatozoide nos oócitos maduros (em estado de metáfase II, também denominados de MII) é feita num laboratório específico, após a limpeza dos mesmos em meios e soluções especiais; a fertilização (presença de dois pronúcleos) é verificada em microscópio invertido cerca de 18 horas depois. Os pré-embriões são colocados em cultura, na qual serão avaliados seu desenvolvimento e clivagem.

Transferência dos embriões

A colocação dos embriões no interior da cavidade uterina é feita cerca de 48 a 72 horas após a captação dos oócitos.

Teste de gravidez

A dosagem de beta-hCG no sangue é feita 12 dias após a transferência dos embriões, e um valor acima de 25 UI/ml é considerado positivo para gravidez.

Programas opcionais em reprodução assistida

Várias pesquisas vêm sendo desenvolvidas no sentido de aumentar a chance de gravidez, principalmente nas pacientes com mais de 38 anos. Várias técnicas que utilizam a micromanipulação do oócito e suas membranas, ou que melhoram as condições do meio de cultura, permitindo o desenvolvimento embrionário por mais tempo *in vitro*, são enumeradas a seguir:

Assisted hatching com laser

Consiste em perfurar a zona pelúcida com laser em vários pontos para ajudar o embrião a sair de dentro de sua "casca", facilitando a implantação. É indicada nos casos de idade avançada e nos casos em que se verifica que a zona pelúcida é mais espessa.

Cultura de pré-embriões até o estágio de blastocisto

O desenvolvimento de novos meios de cultura permitiu que deixássemos os embriões por mais tempo *in vitro*, colocando-os dentro do útero numa fase mais tardia e compatível com o período de implantação (quinto dia após a aspiração dos oócitos). Após esse tempo de incubação, o estágio atingido pelo embrião é o de blastocisto (aproximadamente 200 células e com cavidade interna).

Ovodoação

Representa uma opção para mulheres acima de 40 anos, quando sua reserva ovariana folicular é baixa, com oócitos de má qualidade que geram embriões de baixo poder de implantação, taxas de gravidez abaixo de 10 por cento e taxas de abortamento acima de 20 por cento. Os oócitos de pacientes jovens selecionadas (doadoras abaixo de 35 anos) são fecundados com o esperma do marido, dando origem a embriões de boa qualidade e permitindo que as pacientes receptoras tenham uma taxa de gravidez semelhante à das pacientes doadoras, com um risco muito menor de abortamento.

Biópsia de embriões e diagnóstico genético pré-implantação (PGD)

Hoje já é possível, por meio das técnicas de micromanipulação de gametas, retirar um único blastômero de dentro de um embrião de oito células (terceiro dia em cultura) e realizar o diagnóstico genético com a técnica de FISH (hibridização *in situ* com fluorescência), que avalia principalmente aberrações de número (cromossomos 13, 16, 18 e 21 com trissomia) e determina o sexo (hemofilia, X, Y). Outras técnicas, como a PCR (reação de polimerase em cadeia), também são utilizadas em diagnósticos mais refinados para verificar alterações em trechos específicos do DNA.

Capítulo 10

Parabéns, o casal está grávido!

O exame final deu positivo. Parabéns! O casal está grávido. Todo o esforço empreendido valeu a pena. Agora, uma série de providências e atitudes deverá ser tomada para que a mãe tenha uma gravidez tranquila e o bebê nasça saudável. A primeira coisa a se fazer, assim que a gravidez for confirmada, é marcar a primeira consulta pré-natal com um ginecologista de confiança. O acompanhamento pré-natal consiste em consultas mensais com o médico ginecologista até a 32ª semana de gestação. Depois, as consultas devem acontecer a cada duas semanas até a 36ª semana. A seguir, os retornos devem ser semanais até o parto, que, via de regra, ocorre por volta da 40ª semana, com alguma variação.

Se antes da gravidez a mulher não estava preocupada com uma alimentação balanceada, é hora de começar um novo programa alimentar, que, além de prover o bebê com todos os nutrientes necessários, será fundamental para manter uma gestação equilibrada e uma rápida recuperação no pós-parto. Esse equilíbrio deve privilegiar o bom senso, ou seja, nem comer tão pouco que a mãe tenha um peso considerado insuficiente e o bebê tenha maior probabilidade de nascer com baixo peso (fato que, em muitos casos, está associado ao elevado índice de mortes e ao aparecimento de doenças), nem comer a ponto de se tornar obesa, o que constitui outro elemento de risco para a gestante. O peso exerce influência sobre todo o funcionamento do organismo, que, durante a gestação, será solicitado com ritmos diferentes. A gestante vai precisar, por exemplo, de mais esforço do coração, que precisará trabalhar em sua capacidade máxima.

Estudos e experiências bem-sucedidas mostram que a gestante precisa de um acréscimo de apenas 300 calorias por dia para garantir bem-estar e um aumento de, no máximo, 12 quilos ao longo da gravidez. Além disso, mais importante que aumentar a ingestão de alimentos é permanecer atenta à qualidade do que se come. Afinal de contas, doces, gorduras e carboidratos em excesso não significam saúde, e sim mais peso, mais incômodos, mais riscos e mais dificuldade de voltar ao peso normal depois que o bebê nascer.

Vitaminas e minerais são muito importantes já a partir do momento em que a mulher decide engravidar. Durante a gravidez, assim como no período da amamentação, a demanda por vitaminas aumenta bastante, por isso, a alimentação adequada e a suplementação vitamínica continuam vitais. A maioria dos médicos recomenda o uso diário de suplementos vitamínicos que contenham a quantidade ideal de ácido fólico (de 400 a 800 microgramas), ferro, vitamina C e cálcio, entre outros oligoelementos. Os polivitamínicos e poliminerais ajudam a manter os níveis adequados de nutrição da mãe e contribuem para a melhor formação do feto.

Cuidados com a beleza

O que mais preocupa as gestantes é o surgimento de estrias, pois a pele fica mais fina e as fibras se rompem. Geralmente as estrias aparecem no abdômen, nas mamas, nas nádegas e nas coxas. Uma boa alimentação, o acompanhamento pré-natal e o uso diário de hidratantes e emolientes de boa qualidade podem prevenir o surgimento de estrias, pois aumenta a elasticidade da pele. É importante que a mulher fique atenta aos produtos utilizados, pois algumas substâncias podem ser tóxicas ao bebê e ainda causar alergias. Recomenda-se a utilização de produtos específicos para gestantes com alto poder de hidratação e ação prolongada e que não contenham uréia, perfume, álcool e extratos vegetais.

Consultas com o médico

A cada dia, incontáveis pequenos acontecimentos definirão a nova vida que se forma dentro do corpo da mulher. Só por isso já seria evidente a importância de um acompanhamento médico cuidadoso. Fazer o pré-natal é predispor-se a preparar a chegada do pequeno ser que cresce no ventre. É também garantir que, nesse período de intensas construções internas, tudo corra bem e tranquilamente, tanto para a mãe quanto para o bebê. Muitas mulheres enganam-se ao pensar que as consultas servem apenas para garantir o bom andamento da gestação. Mais que isso, esse vínculo com o médico pode ser de fundamental importância para que a mãe se sinta mais tranquila, tire suas dúvidas, fale de seus sentimentos e de como pode lidar com as mudanças que não param de acontecer.

Por isso, é muito importante que a mulher se sinta à vontade para falar de seus medos, inseguranças e percepções nesse período. São dados preciosos para o médico. Com essas informações, ele poderá se aproximar do feto e perceber melhor tudo o que acontece em seu "mundinho particular", que é o útero da mãe. Algumas mulheres se sentem constrangidas para falar de seus sentimentos e dúvidas com o médico. Quando isso acontece, o ideal é tentar quebrar essa barreira começando justamente por aí, ou seja, falando sobre essa inibição. Somente com o diálogo franco e aberto pode-se estabelecer um vínculo de troca e cumplicidade. Se esse vínculo não for criado, apesar das tentativas, e a gestante sentir-se insatisfeita com a relação, resta-lhe tentar outro médico, pois ela tem o direito de escolher um profissional

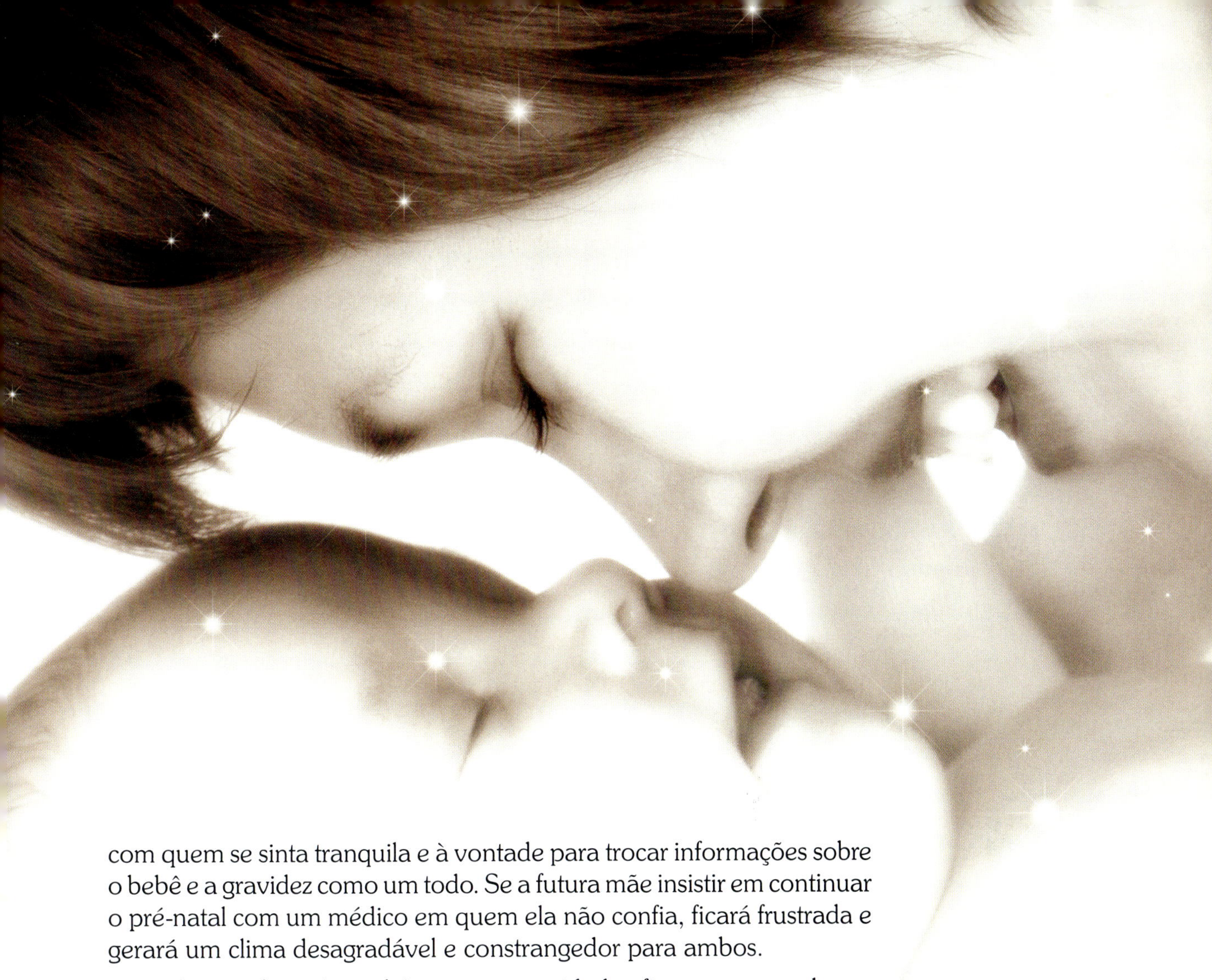

com quem se sinta tranquila e à vontade para trocar informações sobre o bebê e a gravidez como um todo. Se a futura mãe insistir em continuar o pré-natal com um médico em quem ela não confia, ficará frustrada e gerará um clima desagradável e constrangedor para ambos.

A consulta pré-natal é uma oportunidade eficaz que o casal ou a mãe tem de estar perto do bebê. Nela a mãe pode conhecer-se melhor, saber como seu corpo está reagindo à nova vida que cresce dentro dele, controlar o seu peso, a pressão arterial e esclarecer as dúvidas que normalmente surgem sobre amamentação, relações sexuais durante a gravidez, enjoos, incômodos físicos e psicológicos, e saber tudo o que se passa com o desenvolvimento do bebezinho que logo chegará.

Para entender e saber lidar com todas as transformações decorrentes das alterações hormonais e do progresso da gestação, assim como todas os aspectos envolvidos com a gravidez, indico a leitura do meu livro *Parabéns! Você está grávida.*

Referências bibliográficas

AZZIZ, R.; EHRMANN, D.; LEGRO, R. S.; WHITCOMB, R. W.; HANLEY, R.; CHANDRA, A.; MARTINEZ, G. M.; MOSHER, W. D.; ABMA, J. C.; JONES, J. "Fertility, family planning, and reproductive health of US women: data from the 2002 national survey of family growth". *Vital Health Stat.* 23, 2005, pp. 1-160.

CHAVARRO, J. E. *et al.* "Carbohydrates and ovulatory infertility". *European Journal of Clinical Nutrition.*

CHECK, J. H.; EPSTEIN, R.; LONG, R. "Effect of time interval between ejaculations on semen parameters". *Arch. Androl.* 27, 1995, pp. 93-95.

ELZANATY, S.; MALM, J.; GIWERCMAN, A. "Duration of sexual abstinence: epididymal and accessory sex gland secretions and their relationship to sperm motility". *Hum. Reprod.* 20, 2005, pp. 221-225.

FERTILITY and Sterility – November, 2008, vol. 90, issue 5, pp. S1-S6, DOI: 10.1016/ j.fertnstert, 2008.08.122.

LEVITAS, E.; LUNENFELD, E.; WEISS, N.; FRIGER, M.; HARVARDI, I.; KOIFMAN, A. *et al.* "Relationship between the duration of sexual abstinence and semen quality: analysis of 9,489 semen samples". *Fertil.Steril.* 83, 2005, pp. 1.680-1.686.

OPTIMIZING *natural fertility*. Practice Committee of the American Society for Reproductive Medicine, in collaboration with the Society for Reproductive Endocrinology and Infertility.

SCARPA, B.; DUNSON, D. B.; COLOMBO, B. "Cervical mucus secretions on the day of intercourse: an accurate marker of highly fertile days". *Eur. J. Obstet. Gynaecol. Reprod Biol.* 125, 2006, pp. 72-78.

STANFORD, J. B.; DUNSON, D. B. "Effects of sexual intercourse patterns in time to pregnancy studies". *Am. J. Epidemiol.* 165, 2007, pp. 1.088-1.095.

LEIA TAMBÉM

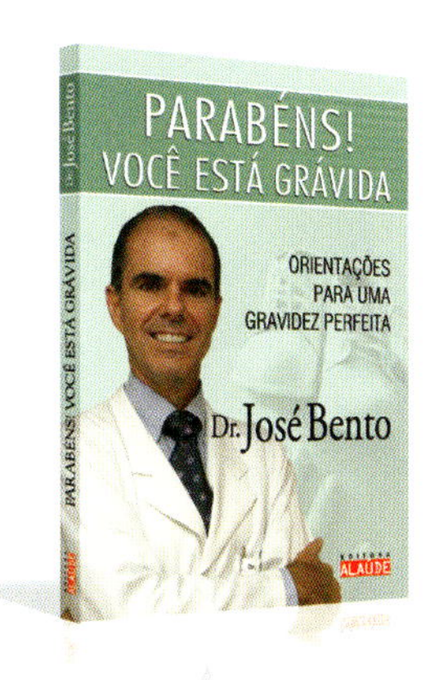

Parabéns! você está grávida

Orientação para uma gravidez perfeita

Dr. José Bento

Quando a mulher engravida, seja pela primeira vez ou não, inúmeras incertezas passam por sua cabeça: será que meu bebê é perfeito? Será que estou com boa saúde? Preciso mudar minha alimentação? Que remédios devo evitar? E os enjoos? Estou engordando muito? Nesta obra, o doutor José Bento explica, de forma clara e completa, tudo o que acontece com a grávida e com seu bebê a cada semana da gestação. Além disso, dá orientações sobre todos os aspectos da gravidez, como alimentação, pré-natal, sintomas naturais da grávida, desenvolvimento do bebê, dúvidas sobre o parto, eclâmpsia, sono, sexualidade, exercícios, beleza, etc., respondendo e até antecipando as principais dúvidas que as mulheres têm nessa fase, para que os nove meses mais especiais que existem possam ser vividos de forma plena, tranquila e feliz.

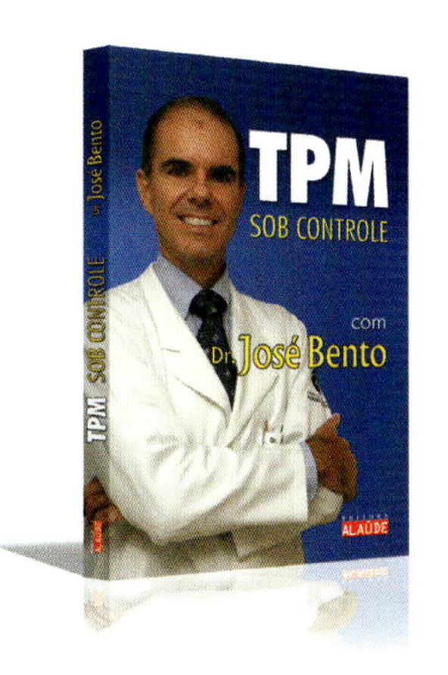

TPM sob controle

Dr. José Bento

De cada dez mulheres, pelo menos oito sofrem com a tensão pré-menstrual, a chamada TPM: um conjunto de sintomas físicos, emocionais e comportamentais que aparecem durante uma a duas semanas antes da menstruação, e que costumam desaparecer quando ela chega. Há mais de 150 sintomas relatados para essa síndrome, dentre eles cólicas, dor, inchaço, rigidez nos seios, e até mesmo problemas de memória, concentração e profunda depressão. O estilo de vida atual, o acúmulo de funções e as exigências da vida moderna contribuem para agravar ainda mais o quadro. Mas não é preciso sofrer tanto com a TPM! Neste livro, o doutor José Bento dá todas as recomendações sobre o que fazer para evitar e controlar essa desconfortável "visitante" mensal das mulheres. Com a prática de atividades físicas, mudanças nos hábitos alimentares, medicamentos modernos, novas atitudes, além do conhecimento das causas e efeitos da TPM, é possível minimizar seus desagradáveis sintomas e levar uma vida normal e saudável durante todos os dias do mês.

LEIA TAMBÉM

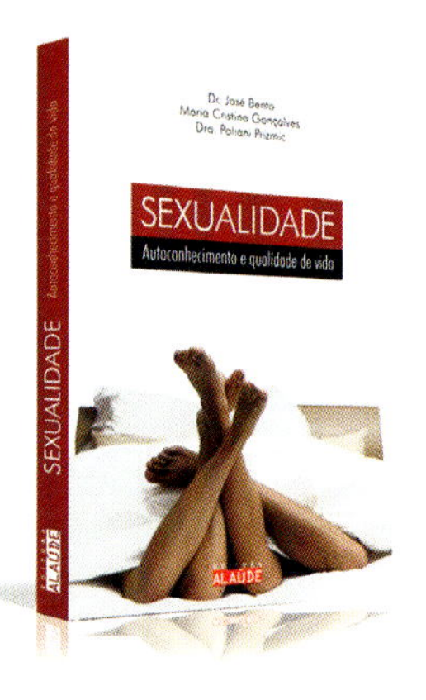

Sexualidade

Autoconhecimento e qualidade de vida

Dr. José Bento, Maria Cristina Gonçalves, dra. Poliani Prizmic

Não é fácil falar de um tema que desperta tanto interesse e, ao mesmo tempo, está envolto em tantas dúvidas e aflições. Com base nessa ideia, os autores de *Sexualidade: autoconhecimento e qualidade de vida* transmitem uma mensagem realista e educativa sobre como entender o sexo como algo natural para viver uma sexualidade plena. A obra é resultado de estudos e experiências clínicas reais, e tem uma linguagem simples e objetiva, que elucida questões como comportamento, relacionamento e saúde.

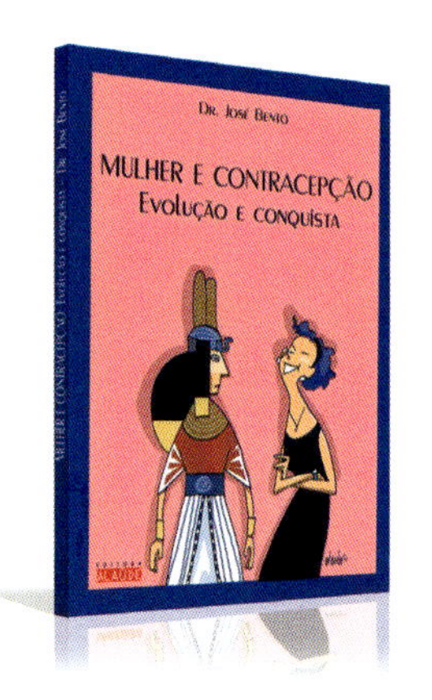

Mulher e contracepção

Evolução e conquista

Dr. José Bento

Esta obra desenvolve o tema da contracepção desde o tempo das civilizações antigas até os dias de hoje. Retrata a criatividade, as lendas e os preconceitos dos povos antigos, mostra a importância do planejamento familiar, o problema da gravidez na adolescência, e traz um estudo sobre a evolução dos métodos contraceptivos. É um estímulo para a reflexão sobre a importância da liberdade na escolha do método contraceptivo, o que proporciona segurança, conforto e tranquilidade.

Para conhecer outros títulos, acesse o site **www.alaude.com.br**,
cadastre-se e receba nosso boletim eletrônico com novidades.